배꼽호흡 건강혁명

배꼽호흡 건강혁명

박희선 지음

책세상

먼저 우리에게 왜 수련이 필요한가를 생각해보자. 근대사회는 그 기구가 복잡하면 복잡할수록, 인간에게 미치는 스트레스가 그만큼 많아진다고 말할 수 있다. 또 한편으로 우리의 인체구조와 기능은 원시시대와 별로 달라진 것은 없으나, 이동속도의 향상과 고층건물의 발달 등으로 우리의 시간과 공간은 점점 한정되고, 인간의 행동범위는 시간적으로나 공간적으로 크게 제한받고 있다. 즉, 주체적으로는 시간과 공간의 특징이 변하지 않았음에도 불구하고, 환경으로서의 문명은 급속히, 그리고 공간적으로 극히 좁게 인류를 몰아넣어 버렸다.

이 같은 현상은 당연히 우리 인류에게 공통적으로 스트레스를 초래하는 결과를 불러왔다. 다시 말하면, 본래 인류가 발달함에 따라 공간에 대한 특성을 확대해주어야 할 문명이, 반대로 인간의 시간과 공간의 특성을 압박하는 결과를 초래하고 있다. 때문에 인간은 항상 본인의 능력 이상으로 바쁘게 움직이고 일하지 않으면 안 되게 되었다. 이와 같은 고도의 문명발달에 의해 문명은 독주하고, 인류는 무엇 때문에 살아가는지, 문명은 무엇 때문에 존재하는지 그 방향성을 잃어버린 채, 인간은 오직 문명이 구축한 시간과 공간의 틈바구니에서 허덕이며 살아가는 신세가 되어버렸다.

이는 당연히 스트레스를 유발한다. 따라서 우리는 이와 같은 난관을 극복하기 위해 '본래 인간의 시간과 공간의 특성'으로 되돌아가는 일이 시급하다. 즉, 분주하게 활동하는 인간이 조용히 앉아 시간과 공간의 비틀림에 의해 무의식적으로 야기되는 스트레스를 일차적으로 해소하는 수련이 필요하다. 그리고 이것을 과학적으로 가장 효과적으로 정립한 것이 《배꼽호흡 건강혁명》이다. 그러나 스트레스는 개인적 환경과, 본인의 생활경력에 영향 받는 바가 크다. 때문에 이것을 일률적으로 다루어서는 스트레스의 완전해소에 충분치 못하다.

근대철학의 아버지라 불리는 데카르트는 "건강을 유지하는 것이야말로 제일의 선(善)이며 모든 다른 선의 기초"라고 말한 바 있다. 태곳적부터 인간은 생명 연장에 대한 집요한 애착으로 실로 부단한 노력을 기울였다. 광대한 중국대륙을 처음 통일했던 진시황은 '불로초'를 구하기 위해 동쪽 바다 저 멀리 한가운데 있다는 삼신산이라는 곳에 어린 남녀 수천 명을 보냈는가 하면, 고대 이집트의 파라오들은 자신들의 시체를 미라로 만들어 부활을 기도했다. 그러나 진시황이 그 영험한 불로초를 구해 먹고 아직까지 살아서 중국을 다스리고 있다는 말은 못 들었으며, 또 어느 피라미드에서도 미라가 되

살아났다는 얘기도 없다.

건강과 장수! 이것은 인간 행복의 조건 중에서 으뜸가는 것이다. 이 책에 기술한 내용을 열심히 수련하면 '건강과 장수' 두 가지 모두 이루어질 것을 나는 확신한다.

건강에는 육체적 건강과 정신적 건강, 두 가지가 있다. 예전에는 "건강한 신체에 건강한 정신이 깃든다"는 이론이 지배적이었으나, 오늘날에는 오히려 마음의 건강이 육체의 건강을 만든다는 설이 긍정적으로 받아들여지고 있다. 내가 육체의 건강보다 '마음의 건강'에 중점을 둔 것도 여기에 기인한다. 이는 내가 85세의 고령에도 불구하고, 히말라야 국제 마라톤대회에서 완주하며 세계를 놀라게 한 사실로도 확증되었다.

그러면 사람은 왜 병들고 늙고 죽는가? 과학적 검토에 의하면, 그것은 세포의 사망에 기인한다. 특히 우리 몸의 생리현상에 가장 중요한 역할을 하는 간장이나 신장의 세포가 10% 이상 죽으면 장기 기능이 약화되기 시작하고, 약 30%가량 죽으면 사람도 동시에 죽는다는 것이다.

그렇다면 세포는 왜 죽는 것인가? 세포의 사망속도는 산소소비량에 비례한다는 연구결과가 나왔다. 사람이 일생 동안 약 21,000 kl의 산소를 소비하면 죽는다는 실험결과도 보고되고 있다. 이것은 과격한 운동을 하는 프로 운동선수들이 단명한다는 현실로도 입증된다. 그렇다면 결론은 간단하다. 필요 이상의 산소소비를 억제하면 건강과 장수가 가능할 것이다.

산소소비를 일으키는 첫 번째 요인은 운동이다. 때문에 세포 사망을 억제하기 위해 가급적 과격한 운동을 피해야 한다. 둘째로는 음식물이다. 음식물을 에너지화하려면 막대한 양의 산소가 필요하다. 따라서 가급적 음식을 적게 먹어야 한다. 그런데 세포는 산소보다 스트레스에 더욱 약하다는 연구결과가 지배적이다. 때문에 축적된 스트레스는 즉시 해소해야 된다. 해소되지 못한 스트레스는 세포 강화 유전자를 약화시키고, 따라서 세포는 점차 죽어가거나 자구책으로 세포 유전자가 변질하며, 일부는 암으로 변하기도 한다.

결국 노화현상이란 세포가 늙는다는 것이다. 세포가 늙는다는 것은 스트레스 등으로 손상 받은 세포의 재생이 늦다는 것이다. 손상 받은 세포의 재생이 늦으면 노화현상이 진행된다. 그 때문에 수련을 통해 스트레스를 해소함으로써 세포가 재생될 수 있는 여건이 갖추어지면 노화의 속도를 늦출 수 있고, 심지어 다시 젊어질 수도 있다. 이것은 내가 40여 년의 오랜 수련을 통해 얻은 결론이다.

현대는 의식(마음)에 작용하는 외부로부터의 자극으로 인해 건강이 좀먹어가고 있는 시대라고 말할 수 있다. 스트레스 과잉은 몸에 큰 변조를 가져온다는 것이 의학적으로도 증명되고 있다. 이것을 자율신경실조증이라고 부르는데, 건강 악화와 수명 단축의 치명적인 원인이 된다. 이 스트레스는 대부분 근대화의 산물로서 인위적으로는 거의 예방이 불가능한 상태이다. 그렇다고 해서 지레 겁에 질려 먼저 스트레스 해소를 단념한다는 것은 인간의 가장 큰 행복을 포기하는 것과 다를 바 없다. 스트레스 해소에 명상 수련이 특효약이라는 사실은 이미 과학적으로 증명되고 있다.

또 한 가지, 여기서 분명히 가려보고 싶은 게 있다. 현대와 같은 과학문명의 사회에서는 각종 수련의 핵심적인 방법이나 그에 따르는 효과가 과학적으로 입증되지 않으면 안 된다는 사실이다. 독자들도 이에 대해 과학적인 검토 없이 맹목적으로 추종하여 귀중한 시간을 실없이 보내서는 안 되리라 생각한다. 즉, 어떠한 수련법이라도 그 결과는 항상 우연성이 아닌 재현성을 띠고 있어야 함을 잊어서는 안 된다는 것이다.

또 한 가지 중요한 것은, 아무리 좋은 수련법이라 하더라도 그 수련에 지나치게 많은 시간이 걸린다든가, 또 특정장소나 환경이 아니면 효과가 없다는 등의 제한성을 지닌다면 격동하는 현대사회에서는 불합리하다는 점이다.

나는 과학자이다. 철학자도 아니고, 초심리학자도 아니다. 우리 과학자는 어떠한 현상이라도 맹목적으로 추종하는 것을 철저히 배격한다. 명상 수련이라고 해서 예외가 될 수는 없다. 그 때문에 이 책에서는 명상 수련법으로 배꼽호흡 건강법을 확인하고, 그 정신적·육체적 영향에 대해 누구나 납득할 수 있도록 많은 과학적 연구결과를 예로 들고, 상세하게 해설했다. 그것은 이런 성격을 띤 책의 저자들이 대체로 경원하는 부분이기도 하다. 이러한 현상은 참선을 과학적 측면에서 주목하기 시작한 역사가 얕은 점에도 기인하지만 보다 근본적인 원인은 이제까지 이와 같은 정신세계에 속하는 분야의 신비성은 비과학적인 것이라는 잘못된 선입견에 있다고 생각된다.

이 수련법은 누구나 원하는 시간에 어디서나 방석 한 장의 공간만 있으면 혼자서도 실행할 수 있다. 그리하여 이 지구상에서 질병을 예방하고 노화를 억제하여 행복을 성취할 수 있는 대운동을 전 인류의 차원에서 전개하고자 한다. 실로 이 대사명의 수행에 말년의 생애를 바치려는 한 사나이의 우렁찬 외침이 내 배꼽으로부터 용솟음치는 것을 느끼며 독자 여러분들의 많은 성원과 협력을 바라는 바이다.

2006년 9월

박 희선

차례

제3장 배꼽호흡 건강법의 실제

생활참선 노트 (2)

나는 우연한 기회(2005년 9월 20일)에 파이π(pi)1~1,000자 테이블을 입수했다(〈표1〉 참조). 그런데 그 표를 보는 순간, 이상하게도 한번 외워보고 싶다는 생각이 들었다. 그래서 수련을 하면서 극도의 정신집중 상태에서 그 표를 앞에 놓고 내 잠재의식에 입력 (input)했다. 이는 디지털 방식(직선적)이 아닌 아날로그 방식(병렬적) 암기 방법이다. 다시 말하면 이 표를 내 잠재의식에 사진으로 입력하는 것이다. 그리고 다시 정신통일 상태에서 그 필름을 현상하여 재현(output)시키는 수단이다.

그런데 그것이 의외로 쉽게 가능하다는 사실을 깨달았다. 처음에는 1~300자를 아침저녁 수련 때 약 30분씩 암기했다. 그런데 이상하게도 그 표가 정신통일을 하면 슬슬 머리에 떠오르는 것이었다. 나는 그것을 무심코 노트에 쓰기 시작했다. 그러자 1부터 300자까지 거침없이 계속 써내려가는 것이 아닌가? 마치 자동수기와도 같은 현상이었다. 쓰기를 마치고 파이테이블과 대조해 보았더니 한 자도 틀리지 않았다.

나는 오늘날까지 약 35년간 건강 수련을 하면서도 나에게 이런 능력이 있다는 사실을 깨닫지 못했다. 물론 수련하기 전의 내 기억력으로는 이 같은 현상은 절대 불가능할 것이다. 그런데 현재의 방식과 같은 수련을 과학적 이론 아래 실시한 지 몇 년 후부터 내 기억력이 다소 회복된 것만은 사실이다.

책 읽는 속도도 이와 같은 조건 하에서는 1분간 600~700자에서 2,000~2,500자로 빨라졌다. 그리고 즉시 수첩에 기록하지 않으면 금방 잊어버리던 전화번호가 지금은 수첩의 도움이 없어도 당분간 사라지지 않는다.

그렇다 하여 내가 전화번호나 중요한 회의날짜, 약속시간 등을 아예 수첩에 적지 않는다는 것이 아니다. 그리고 그런 사실은 그런 대로 오늘날까지 크게 염두에 두지 않고 지나왔다. 그랬던 것이 위에서 말한 바와 같이, 내 기억력이 정신집중 상태에서는 실로 무서울 정도로 향상되었다는 사실을 자각하게 된 것이다.

나는 그 후 기회 있을 때마다 파이테이블 암기를 아침저녁 수련할 때에 실시했고, 그로부터 약 1개월 후 마침내 π=1,000자까지 표를 보지 않아도 정신집중만 하면 한 자도 틀림없이 암송할 수 있는 능력이 확인되었다. 이러한 사실은 노화되었던 뇌세포가 다시 활성화되었다는 것을 의미한다.

사람은 나이를 먹으면 누구나 뇌세포가 감소한다. 전문가들의 연구에 의하면 사람의 뇌는 좌·우 합해 약 140억 개의 신경세포와 약

1415926535	8979323846	2643383279	5028841971	6939937510
5820974944	5923078164	0628620899	8628034825	3421170679
8214808651	3282306647	0938446095	5058223172	5359408128
4811174502	8410270193	8521105559	6446229489	5493038196
4428810975	6659334461	2847564823	3786783165	2712019091
4564856692	3460348610	4543266482	1339360726	0249141273
7245870066	0631558817	4881520920	9628292540	9171536436
7892590360	0113305305	4882046652	1384146951	9415116094
3305727036	5759591953	0921861173	8193261179	3105118548
0744623799	6274956735	1885752724	8912279381	8301194912
9833673362	4406566430	8602139494	6395224737	1907021798
6094370277	0539217176	2931767523	8467481846	7669405132
0005681271	4526356082	7785771342	7577896091	7363717872
1468440901	2249534301	4654958537	1050792279	6892589235
4201995611	2129021960	8640344181	5981362977	4771309960
5187072113	4999999837	2978049951	0597317328	1609631859
5024459455	3469083026	4252230825	3344685035	2619311881
7101000313	7838752886	5875332083	8142061717	7669147303
5982534904	2875546873	1159562863	8823537875	9375195778
1857780532	1712268066	1300192787	6611195909	2164201989

......

400억 개의 글리아세포(신경세포와 신경세포의 사이를 연결하는 세포)로 형성된다고 한다.

뇌의 신경세포는 탄생하는 순간부터 맹렬히 활동을 개시하고, 신경섬유(신호를 전달하는 섬유)를 연장하며, 상호 연락회로를 만들면서 발달한다. 신경세포와 신경섬유를 합해 뉴런(neuron)이라고 부르며 신경세포간의 전달기구를 시냅스(synapse)라고 부른다.

시냅스는 뇌의 스위치로서 사고(思考)회로라고도 부른다. 성장기에는 시냅스의 수가 1분간 몇만이라는 수로 증가한다. 전문가의 연구에 의하면, 이 시냅스의 수는 생후 3개월 되는 신생아의 경우 뇌에서 하루 약 5만 개가 제조된다고 한다. 이렇게 하여 뇌의 무게는 생후 6개월에서 그 배가 되고, 3세에서 성인의 70~80%가 되며, 7~8세에서 90%에 달하고, 20세에 이르러 대체로 완성된다.

5~9세는 신경섬유의 네트워크(network) 제작이 가장 활발해지는 때이다. 네트워크의 제작은 그 세력이 17~18세까지 계속된다. 그 때문에 이 기간이야말로 뇌로서의 기능이 절정이 되는 시기이다. 따라서 천재나 신동들의 능력이 절정기에 달할 때라고도 말할 수 있다. 그러나 20세 이후가 되면 한계에 달하여 그 성장은 정지한다.

뇌세포 또한 20세 이후부터는 매일 3만 개에서 25만 개 정도가 자연사한다. 세포가 사망하면 물론 그 세포가 속한 뉴런도 그 기능이 없어진다. 그러므로 뇌의 능력을 계속 보존하려면 이때부터 발생하는 뇌세포 사망 개수를 억제해야 한다. 경우에 따라서는 이처럼 사망한 뇌세포를 다시 회복시키든가 또는 어떤 수단을 동원해서 뇌세포 수를 증가시켜야 한다. 그런데 뇌세포는 다른 기관 세포와 달리 일단 사망한 세포를 보충하는 능력이 없다. 노인이 되면 이것은 당연히 기억력 감소와 직결된다. 평균적으로는 40~50세가 되면 뇌세포가 20% 전후는 감소한다고 말하며, 80세 이상의 고령자는 약 37~40%의 뇌세포가 사망한다는 것이다. 다시 말하면 이만큼 뇌가 노화되고, 그 결과 기억력 등 뇌기능이 감소된다는 사실이다.

일반적으로는 뇌세포의 자연감소는 인공적으로 방지할 수 없다고 말한다. 이를 폐용성 위축(廢用性 萎縮)이라고 부른다. 사용하지 않는 사람의 신체가 그 기능이 감소하듯이 뇌도 마찬가지로 사용하지 않으면 나이와 더불어 그 기능이 위축되는 것은 당연한 이치이다. 그러나 문제는 그 뇌의 사용(자극) 방법이다. 여기에 대하여 실로 천문학적 연구와 수련 방법이 발표되고 있으나 아직껏 이렇다 할 결론은 없다.

그러나 하루에 3만 개씩 신경세포가 사멸하는 사람과, 매일 20만 개씩 사멸하는 사람과는 오랜 세월이 지났을 때 그 차이는 엄청나다. 그러니 뇌세포의 노화를 억제하기 위해서는 세포의 사멸 자체를 방지하기보다 오히려 어떻게 하면 사멸하는 수를 줄이는가 하는 것이 더 현실적인 문제이다.

우리의 수련 목적도 여기에 두어야 한다. 집도 그냥두면 거미줄로 꽉 찰 뿐만 아니라 곳곳이 급속히 망가져간다. 그러나 누군가 살기 시작하면 파괴속도가 줄어든다. 뿐만 아니라 때때로 청소하고 손상된 장소를 수리하거나, 경우에 따라서는 효과적으로 개조를 한다면 오히려 더 좋은 주택으로 변조까지 가능하다. 사람의 뇌도 이 예와 같이 항상 돌보아줄 필요가 있다.

다시 강조하지만, 사람의 뇌도 사용하지 않으면 가속도적으로 그 기능이 감소된다는 사실을 잊지 말기 바란다. 참고로 독일의 철학자 임마누엘 칸트의 뇌 중량은 1,650그램, 프랑스 황제 나폴레옹은 1,500그램, 노벨상 수상자인 일본인 물리학자 유카와 히데키 박사는 1,370그램 등으로, 뇌의 중량만 가지고 뇌기능을 판단할 수는 없다.

자, 여기서 다시 본론으로 돌아가자. 이상의 이론대로라면 나의 뇌세포 수는 약 80억 개가 될 것으로, 그 기능상으로는 약 40% 감퇴했다는 계산이 나온다. 그런데 그동안 위축되었던 기억력이 다시 회복되었거나 더 향상되었다는 사실은 무엇을 의미하는가? 그것은 내 뇌세포가 일반인들과 달리 그렇게 많이 사망하지 않았다는 사실이다. 무슨 이유로? 그것은 나 자신도 잘 알 수 없다.

기억력 회복은 뇌기능 회복을 의미한다. 그리고 뇌가 젊은이와 같은 정도로 회복되었다는 사실은 그만큼 치매 예방에도 도움이 될 것이라 기대된다. 치매 예방으로서의 머리자극 방법은 다양하지만 아직 '이것이다' 하는 수련 방법은 없다. 나의 경우처럼 기억력 회복 등의 사실로 비추어볼 때, 배꼽호흡 건강 수련이 치매 예방에 어느 정도 효과가 있지 않을까 생각되기도 하지만 이것은 너무나 커다란 과제이기 때문에 간단히 속단할 수 없다. 국가적 차원의 기초연구가 요망되는 바이다.

우리 수련이 고혈압 예방에 도움이 된다는 연구결과는 한림의대

천연의학연구소 송동근 교수 팀에 의해 국제적인 의학전문지 《Progress in Neuro-Psychopharmacology and Biological Psychiatry》(2005년 2월호)에 발표된 바 있다. 이것은 우리 수련을 4년 이상 열심히 실시한 사람은 고혈압을 비롯한 각종 심혈관질환을 예방할 수 있다는 내용이다.

그동안 내 건강이 월등히 향상되었다는 사실은 2003년 5월 히말라야에서 개최한 국제 고산(5,500m→3,500m) 마라톤대회에서 85세의 나이로 전 코스를 완주한 것으로 증명될 것이고, 정신력 강화 사실은 2005년 4월 대한민국 과학자의 최고상인 한국과학기술한림원 학술상(공과부문)을 87세의 고령에도 불구하고 수상했다는 사실로도 명백하다.

과연 내 심신건강이 무슨 메커니즘으로 활성화되었는지 이 책 본문을 읽어보고 실천해보면 납득이 갈 것이다. 그동안 내 파이테이블 1,000자 암송이 주위에 알려져 몇 군데서 실제 테스트를 통해 검증을 받은 바도 있다. 언제나 1,000자까지 한 자도 틀림없이 외웠다. 이와 같은 기세라면 두꺼운 영어사전도 얼마 걸리지 않아 거뜬히 암송 가능할 것이다.

매일 세포 5만 개가 사멸하는 사람과 15만 개 사멸하는 사람 중 어느 쪽이 기억력 감퇴가 빨리 올 것인가? 결론은 뻔하다. 내 경우, 기억력이 놀라울 정도로 회복된 것은 아마도 세포 사망속도가 다른 사람보다 훨씬 천천히 진행된다는 것을 의미할 것이다.

우리 수련 중 어떤 작용이 이 같은 효과를 가져오는가? 나는 몇 가지 인자에 대해 현재 열심히 임상학적 실험을 거듭하고 있다. 결론은, 이러한 여러 가지 인자와 뇌파와의 관계이다. 그 내용에 대해서는 아직 발표할 수 없다.

끝으로 한마디! 이것은 다시 말하면, 의식적인 극도의 집중(정신통일), 즉 미드알파 상태에서 우뇌에 입체적(병렬적-아날로그)으로 입력(input)한 정보를 필요할 때 같은 의식 상태에서 재현시키는 수단이다. 이와 같은 능력이 과연 어느 정도의 수련을 통해 가능할까. 그리고 수련자의 아이큐(IQ)와는 관련이 없는지, 신동과 일반인의 차이는 무엇인지 등 앞으로 뜻있는 수련자들의 많은 연구가 필요할 것이다.

제1장

개 론

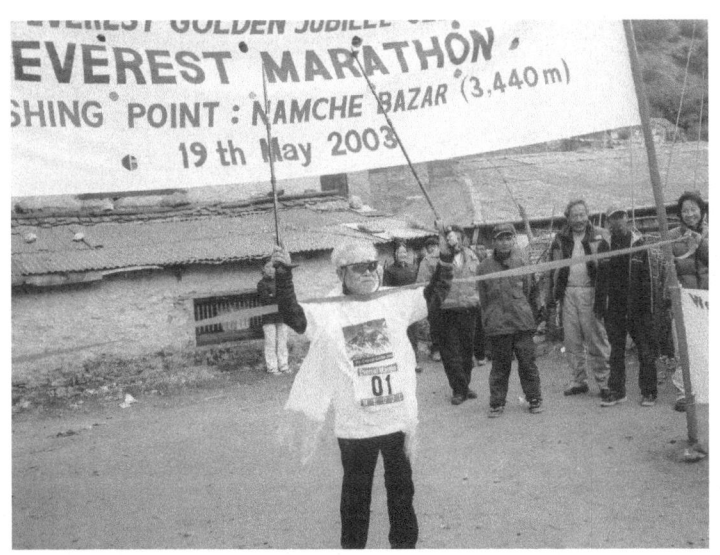

에베레스트 고산 마라톤대회를 완주한 후 테이프를 끊는 모습

1. 불로장수의 열쇠

　과연 인명(人命)은 재천(在天)인가? 이 말은 최근까지 누구도 의심하지 않는 철칙과도 같은 명제였다. 그러나 최근 유전공학 등 인간의 수명을 좌우하는 인자들에 관한 연구가 활발해짐으로써 이 철칙이 서서히 무너지기 시작했다. 그 결과 오늘날에는 인명이 하늘의 뜻이 아니라, 컨트롤할 수 있는 자연현상이라는 것이 판명되었다. 즉, 수명은 노력 여하에 따라 변경될 수 있다는 이야기다.

　그러나 여기에 문제가 있다. 인명도 노력을 통해 컨트롤할 수 있다는 사실은 명백해졌으나 이제까지 그것을 마음대로 성공한 사람은 지구상에 한 사람도 없다. 반면 이와 같은 사실을 인정하고, 이것의 실현을 위해 노력하는 사람의 수는 과학자, 종교지도자, 심리학자, 체육지도자 등을 비롯하여 실로 무수하다. 여기서 고래로부터의 불로장수에 대한 방법을 검토해보자.

　불로장수 비법의 으뜸은 보약이다. 진시황도 모종의 보약을 취해 불로장수를 꿈꾸었으나 실패로 끝난 것은 잘 알려진 사실이다. 그러나 현재까지도 사람들은 신비의 약을 통해 불로장수가 가능할 것이라는 생각을 포기하지 않는다. 과연 불로장수 약이란 이 세상에 존재할 것인가? 유전공학자들의 연구도 이 방면에서 가장 활발하다. 즉, 수명을 좌우하는 시계(테로메아)의 단축을 억제하여 불로장수를 이루자는 것이다. 그것을 가능하게 하는 것이 '테로메아제'라는 효소이고, 이것은 기초실험 단계에서는 어느 정도 성공했다고 한다. 그러나 실용화까지는 아직 많은 시간이 필요할 것이다. 그리고 동물의 부신피질에서 분비하는 DHEA가 신체 내에서 뚜렷하게 감소하면(약 75%) 모든 생물체가 죽어간다는 사실이 밝혀졌다. 연어가 산란 후 별안간 죽는 현상도 이 DHEA의 급격한 분비 저하에 따른 것이라는 사실도 명백해졌다. 이러한 테로메아제나 DHEA에 관한 연구는 최첨단을 걷는 과학적 이론에 근거를 둔 것이다.

어떤 종교인들은 신과 같은 초월적 존재의 힘에 의해 수명이 좌우된다고 믿고 있다. 그리고 많은 사람들이 몸을 보하는 건강식품, 예를 들면 인삼·녹용 같은 특수식품을 통해, 그리고 체육에 중점을 두는 사람들은 어떤 특이한 건강 운동, 또는 고래로 실시해온 모종의 도인술, 요가 등의 수련에 의해 신체의 노화를 방지함으로써 장수가 가능하다고 믿고 있다. 그러나 이상과 같은 훈련이나 수련들도 어느 정도의 성과는 있을는지 모르나 절대적인 것은 아니다.

그런데 1950년대에 캐나다의 한스 셀리에 교수가 노화의 주요 원인이 스트레스 때문이라는 스트레스 학설을 발표하면서 노화 연구의 새로운 장이 열렸다. 셀리에 교수는 스트레스가 신체의 호르몬 분비와 커다란 관련이 있다는 사실을 주장한 것이다. 그 초기 논문은 스트레스와 부신피질(副腎皮質) 호르몬의 상호 관련에 관한 것이었다. 이는 그 후 많은 과학자들에 의해 확인되었다. 즉, 스트레스의 강약이 직접 부신피질 호르몬 분비를 좌우한다는 것이다.

부신피질 호르몬은 우리 신체의 경호책임자 역할을 하는 호르몬이다. 만일 우리 몸의 어떤 부분에서 무슨 변화가 일어나면, 곧바로 부신피질 호르몬이 출동하여 침입한 이물질과 싸워 물리쳐버린다. 이런 작용을 전문용어로는 면역반응(免疫反應)이라고 부른다. 스트레스는 우리 몸의 면역반응을 약화시킨다는 것이고, 이와 같은 이론은 현대에는 긍정적인 사실로 받아들여지고 있다. 그 후 많은 학자들의 연구를 통해 스트레스는 부신피질 호르몬뿐만 아니라 거의 모든 호르몬 분비를 억제하거나 약화시킨다는 사실이 밝혀졌다.

그런데 문제는 스트레스의 컨트롤, 특히 해소 문제에 대해 과학적으로 확실한 방법은 없다는 점이다. 고양이 목에 방울만 있으면 모든 쥐들은 안심하고 살아갈 수 있는데, 방울을 다는 실천적인 행동은 모든 쥐들이 엄두도 못 내는 사실과 비슷하다. 그러나 이것은 쥐들 사회의 일이지만 우리의 경우는 다르다. 술을 마시거나, 담배를 피우거나, 고스톱을 치거나, 영화 같은 오락을 즐기는 것도 그 기저는 스트레스 해소를 위한 방편이라고 말할 수 있다. 그러나 이런 것도 순간적인 방편일 뿐, 스트레스 해소의 근본적인 수단은 아니라는 것은 잘 알려진 사실이다.

이제까지의 각종 스트레스 해소법에서 고래로 가장 인정받은 것은 참선 등 각종 명상이다. 그러나 명상이 어떤 메커니즘에 의해 스트레스를 해소하는지는 아직 명확하지 않다. 그런데 최근의 연구발표에 의하면, 사람의 뇌구조가 알파 상태(뇌파 10±2헤르츠)에 있을 때, 가장 효과적으로 스트레스를 해소할 수 있다고 한다.

그렇다면 문제는 어떻게 뇌를 알파 상태로 만들 수 있는가 하는데 집약된다. 그리고 우리 몸의 모든 병을 치유하는 것은 의사나 약이 아니라 누구나 갖고 있는 자연치유력이라는 사실이다. 의사나 약은 병을 치료하는 것일 뿐, 근본적으로 다스릴 수 없다는 것이다. 여기서 중요한 사실은 이 자연치유력도 우리 뇌(주로 우뇌)의 알파 상태가 아니면 발동하지 않는다는 과학적인 설명이다. 따라서 불로장수의 열쇠는 이 뇌의 알파 상태에 있다는 결론이다.

어떻게 뇌의 알파 상태를 구현하는가? 나는 이 책을 통해 그 방법을 독자들에게 제시하고자 한다.

2. 집중력이 심신에 미치는 영향

　사람이 산다는 것은 쉬운 일이 아니다. 심지어 인생은 전쟁이라고까지 말하는 사람도 있다. 살기 위해서는 인내하고, 자기 자신과도 싸워야 한다. 이것이 선각자들의 주장이다. 일찍이 시성(詩聖) 괴테도 말한 바가 있다. "항상 쉬지 않고 노력하는 사람만이 자기 자신의 천국을 이룩할 수 있다"고.

　이것은 말하기는 쉽지만 실천하기는 힘들다. 싸움에는 고통이 수반되기 때문이다. 현대인은 고통에 대한 참을성이 약하다. 때문에 이와 같은 고통을 완화하고 능률을 향상하는 방법으로 요구되는 것이 바로 집중력이다.

　이제 그 집중력 향상 방법에 관한 나의 이론과 경험, 그리고 그것을 뒷받침할 수 있는 과학적인 연구결과에 대해 요약해서 설명하고자 한다.

첫째, 집중력이란 무엇인가?

　집중력은 "사람의 모든 능력의 원천(源泉)이다"라고 말할 수 있다. 최근에는 어느 기업체를 막론하고 창조와 아이디어 계발에 주력하고 있는데, 그것의 필수적인 원천도 집중력이다. 천재와 둔재도 집중력의 차이에 있다. 학생들의 성적 차이도 집중력 차이로 결정된다는 사실이 과학적으로 증명되고 있다. 다시 말하면 인생의 만족도(滿足度) 역시 집중력에 의해 좌우된다고 나는 확신한다.

하지만 정신집중이 그리 쉽게 이루어지는 것은 아니다. 더욱이 시험 때나, 양궁, 골프 등 아주 절박한 상태에서의 정신집중은 더욱 어렵다. 그런데 정신집중은 무의식적으로는 종종 발생한다. 어른들이 고스톱에 열중할 때, 아이들이 컴퓨터게임에 열중할 때, 산중에서 곰이나 호랑이 같은 맹수에 쫓길 때 등……

내가 지도하는 집중법의 핵심은 이처럼 이루기 어려운 정신집중을 가장 능률적인 수련을 통해 강화시키고자 하는 데 있다. 그리하여 필요할 때 무의식적이 아니라 의식적으로 정신집중을 이루자는 것이다.

둘째, 집중력 강화 방법

많은 선각자들이 다양한 정신집중 강화 방법을 고안하였고, 그중 몇 가지는 오늘날까지도 많이 이용되고 있다. 예나 지금이나 정신집중 강화 수련에 가장 많이 이용하는 것이 명상법이다. 참선, 단전호흡, 국선도 등의 목적도 결국은 정신집중력 강화에 있다고 해도 과언이 아니다.

이와 같은 수련 외에 일반적으로 가장 많이 사용되고 있는 방법은 어떤 특수대상, 예를 들면 촛불 등을 응시하며 수련하는 방법이다. 칸트가 집 앞에 있는 잣나무를 쳐다보며 집중력 강화 수련을 했다는 것은 유명한 일화이다. 그 외에 어떤 소리(메트로놈), 어떤 이미지(초월명상에서 사용하는 만다라) 등도 정신집중력 강화에 많이 이용된다.

그런데 문제는 촛불을 대상으로 정신집중을 이루었다 해도 대개의 경우는 촛불에서 눈을 떼는 순간 정신집중이 깨진다는 사실이다(알파블로킹). 그렇다 하여 정신집중이 필요할 때, 촛불이나 메트로놈을 일일이 들고 다닐 수도 없다. 이러한 의미에서 촛불이나 소리 같은 일시적인 도구 외에 항상 우리 몸과 함께할 수 있는 대상이 반드시 필요하다는 것을 알 수 있다.

내가 집중력 강화를 위해 오랫동안 수련을 통해 개발한 것이 특수호흡법이다. 이를 출장식(出長息)호흡*, 다른 말로는 웰빙호흡이라고 부른다. 그리고 이 집중력 강화에는 자세가 커다란 영향을 끼친다는 것도 뇌파측정 결과 알았다. 그리하여 고안한 것이 '피라미드 파워를 응용한 좌법'이다. 이것은 인간 피라미드 중심(重心)에서 방사되는 신비의 피라미드 파워로 우리 몸의 가장 큰 자율신경센터(경

---

* 이 호흡법은 한국 순환기내과 최고 권위자인 박석연 박사(한양대 병원장, 명예교수)도 과학적 견지에서 인정하고 있다(《주간조선》 2005년 10월호).

락)인 단전을 자극하자는 것이다. 결국 중심과 단전을 일치시키는 좌법으로 이를 '피라미드식 좌법'이라 부르고, 호흡법과 병행한다.

여기서 가장 중요한 것은 호흡법이다. 사람은 이 세상에 태어나기 전인 어머니 배 안에서는 배꼽으로 호흡했다. 그 배꼽호흡법을 태어난 후에도 생활 속에서 실현시키자는 것이다. 이상의 집중대상, 출장식호흡, 피라미드 자세라는 삼위일체 수련에 의해 집중력은 기하급수적으로 향상된다. 그 수련 방법이 바로 배꼽호흡 건강혁명이다.

셋째, 이 집중법의 과학적 특징은 무엇인가?

그것은 유명한 러시아 생리심리학자 이반 페트로비치 파블로프 박사(Ivan Petrovich Pavlov, 1844~1936년, 1904년 노벨 의학생리학상 수상)가 발견한 조건반사(Conditioned reflex)이론의 응용이다. 때문에 평소 웰빙호흡과 집중력의 조건반사 수련에 익숙한 사람은 집중력이 필요할 때 언제 어디서나 웰빙호흡만 하면 뇌는 자동적으로 정신통일 상태가 된다(이것의 뇌 생리학적 변화는 앞으로 뇌 연구학자들이 풀어야 할 과제이다). 따라서 웰빙호흡을 하면서 공부, 양궁, 골프, 등산 등을 하면 되는 것이다.

물론 이와 같은 결과는 단기간 내에는 이룩할 수 없다. 내가 77세의 고령임에도 불구하고 히말라야 메라피크봉(6,654m)에 올라 기네스북에 등록된 것도, 84세(2002년)에 아프리카 최고봉인 킬리만자로에 등반하여 최고령 등반자 세계기록을 경신한 것이나, 또

2003년 5월, 세계 최초 고산 마라톤대회에 초청되어 32명 완주자의 한 사람이 된 것 등도 내 영웅심 때문이 아니라, 이 의식적인 정신통일을 임상적으로 입증하기 위해서였다. 그리고 이와 같은 실험은 모두 성공하였다. 참으로 지금 생각해도 내가 과연 그런 초능력적인 행위를 했다고는 믿어지지 않는다.

나는 지금도 집중력이 필요할 때는 웰빙호흡을 한다. 웰빙호흡을 하는 동안에는 평소의 세 배(1분간 2,000자)가량의 속도로 책을 읽을 수 있다. 그리고 원고를 써도 자동수기라고 할 만큼 이미지가 자동적으로 솟아난다. 지금도 매일 50~100매의 원고를 약 세 시간 동안 계속해서 써도 조금도 뇌의 피로를 느끼지 않는다. 독서도 한 달에 평균 서너 권(약 1,000페이지)가량 꾸준히 한다.

정신집중 상태에서는 뇌에서 정보전달 호르몬인 베타엔도르핀이 분비된다. 동시에 뇌로부터 알파파가 방사된다. 이와 같은 상태에서는 혈관이 확장되고 페하(pH)가 알칼리성이 되며 산소와 영양분의 운반이 촉진된다. 또 스트레스가 해소되고 자연치유력인 면역력도 강화된다. 따라서 결과적으로 정신 강화(두뇌계발)는 물론 신체건강도 강화되어 노화가 방지되고 각종 성인병도 예방된다는 것이 현재까지의 과학적인 설명이다.

인간의 뇌는 좌뇌와 우뇌로 분리되어 있다. 우리가 일상생활에서 주로 사용하는 뇌는 좌뇌이다. 좌뇌는 언어나 계산에 관한 사항 분석, 통계, 논리(論理) 등 일상생활에 필요한 이성적(理性的) 사항을 다스리고 있다. 이것을 비유하여 말하면 직신적(直線的), 즉 디지털적이라고 말할 수 있다. 이에 비해 우뇌는 정서적인 면, 그림이나 음악 같은 예술적인 면, 창조력, 이미지, 전체 파악력 등을 관장하고 있다. 이것은 병렬적, 즉 아날로그적이라고 말할 수 있다. 사람의 기억력이나 대치유력(大治癒力)은 우뇌의 담당이다.

그러나 이 우뇌가 평소에는 좌뇌와 같이 활동하고 있지 않다는 데 문제가 있다. 최근 연구에 의하면, 좌뇌는 뇌파(腦波) 13헤르츠 이상에서 활동하지만(베타 상태), 우뇌는 10 ± 2헤르츠(알파 상태)가 아니면 활동하지 않는다는 사실이 밝혀졌다. 그래서 사람이 일상생활에 쫓겨 항상 들뜬 상태라든가 스트레스나 긴장 상태인 베타 상태에서는 우뇌 활동이 정지된다. 그러니 당연히 우리의 대치유력도 활동하지 못하고 휴면 상태에 있다. 때문에 이와 같은 상태에서는 도리어 신체의 기능에 이상을 가져오고 여러 가지 병, 특히 성인병이나 심인성(心因性) 병에 걸리기 쉽다.

한편 우뇌가 알파 상태가 되었을 때 대치유력을 발동시키는 작용은 무의식에 의해 행해진다는 것도 심리학적으로 증명되었다. 그렇다면 이 무의식을 지배하는 것은 바로 우뇌이다. 그리고 생명체를 보존하는 자율신경은 이 무의식의 지배를 받기 때문에 우리가 무의식을 의식적으로 지배하는 방법을 습득하면 인간의 무한한 육체적·정신적 잠재능력, 즉 생명력을 필요할 때에 원하는 대로 발휘할 수 있다고 확신한다. 인간의 무의식은 극도로 집약된 집중력(정신통일)에 의해 좌우된다는 사실도 알려졌다. 이것은 우주에 흩어져 있는 태양광선도 그대로 흰 종이에 쬐면 종이는 타지 않으나 이것을 렌즈로 한 점에 집약하면 종이가 타는 것과 같은 이치이다. 그러나 이 정도를 가지고 의식적으로 무의식을 컨트롤하기는 어렵다.

그런데 이 집중력을 좀 더 쉽게 집약하는 방법이 개발되었다. 이는 마치 렌즈를 통한 태양광선에 흰 종이는 잘 타지 않지만 검정 종이는 잘 탄다는 사실과 같은 이치이다. 때문에 흰 종이를 쉽게 태우려면 그 종이에 검은칠을 해야 한다. 집중력 훈련에서 정신을 집약하는 것은 호흡이고, 흰 종이에 검은칠을 하는 것은 자율신경의 역할이다. 이 기술을 습득한 회원들 중에 골프 핸디가 올랐거나 바둑 실력이 향상되었다는 분들이 많다.

3. 혈청산화질소 활동성과 지질과산화에 미치는 호흡 강화 수련

이 수련에 대한 한림대 의대 송동근 교수 팀의 연구결과가 세계 적으로 저명한 의학연구지《Progress in Neuro-Psychopharma-cology and Biological Psychiatry》(2005년 2월호)에 발표되었기 때문에 그 요약을 다음에 소개한다. 연구대상은 필자를 포함한 남성 14명, 여성 6명 등 20명과 대조군으로 선정된 일반인 20명이다.

(1) 요약

이 연구의 목적은 혈청산화질소(NO) 활동성과 지질과산화 (Oxidative stress)에 미치는 참선 효과를 조사하기 위함이다. 실험 군은 대한민국 서울에 있는 명상 센터에서 실시한 참선 프로그램에 참여한 20명으로 구성되었다. 대조군은 나이와 성이 실험군과 유사 하면서 정식으로 스트레스 해소법을 해본 적이 없는 20명으로 구성 되었다. 산화질소의 생성을 평가하기 위해 질산염과 아질산염의 혈 청치를 그리스 시약으로 측정했다. 지질과산화를 측정하기 위해

MDA(malondialdehye) 농도를 RBA 방법으로 측정하여 지표로 이용했다. 참선을 한 실험군이 대조군에 비해 상당히 높은 혈청지질염 아질산염 농도와 상당히 낮은 MDA 농도를 나타냈다. 실험관계의 위험인자를 감소시키는 데 있어 호흡 강화 수련과 산화질소나 지질과산화 사이의 인과관계를 입증하기 위해서는 포괄적이고 무작위화된 실험이 시도되어야 한다.

(2) 토의

이 연구에서 수련 그룹이 대조군보다 혈청질산염과 아질산염 수준이 더 높고 혈청지질과산화물 수준이 더 낮다는 것이 밝혀졌다. 사회심리적인 스트레스가 활성산소 활동(free radical activity)과 관련 있다는 증거들이 점점 더 쌓여가고 있다. 만성적인 사회심리적 스트레스는 지질과산화를 증가시킬 수 있다.

본 연구에서는 혈청질산염과 아질산염 농도가 NO계열의 지표로 이용되었다. 산화질소는 매우 불안정한 분자이며 질산염과 아질산염으로 빠르게 전환된다. 이 연구에서 매우 흥미롭게도 수련 그룹이 대조군보다 더 높은 수준의 혈청질산염/아질산염을 보여줬다. 우리가 아는 바로는 현재 이 연구가 최초로 명상 그룹에서 더 높은 수치의 혈청산화질소 활동을 보여준 연구라고 생각한다. 그러나 명상이 높은 수준의 혈청질산염/아질산염과 어떻게 관련되어 있는지는 아직 확실하게 알려져 있지 않다.

(3) 결론

이 연구에서 실험 그룹은 대조군보다 더 높은 수준의 혈청질산염+아질산염, 그리고 낮은 수준의 혈청지질과산화물을 보여줬다. 명상과 질소산화물 또는 산화력 있는 스트레스의 인과관계를 입증하기 위해 포괄적인 임의적이고 제어된 시범이 실행되어야 한다.

〈그림1〉은 혈액 내에 있는 일산화질소(NO)의 농도이다. 수련자의 일산화질소 평균치가 비수련자보다 비율이 약 두 배 더 많다는 것을 알 수 있다. 이 일산화질소는 혈관을 확장하고 혈관 노화를 억제하는 신비의 호르몬이다. 사람이 혈관 노화와 함께 늙어간다는 이론은 잘 알려진 사실이다. 그러므로 이 일산화질소가 혈관 내에 많은 사람은 적은 사람보다 노화가 월등히 억제된다고 말할 수 있다. 현재 일산화질소의 인공합성에 대하여 많은 학자들이 노력하고 있으나 아직까지는 성공한 바 없다. 이것이야말로 무병장수를 이룰 수

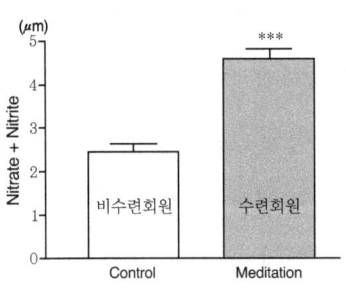

〈그림1〉 혈액 내 일산화질소 농도

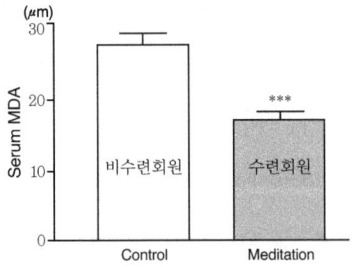

〈그림2〉 혈액 내 활성산소의 비율

있는 신비의 불로장수 약이 될 것이다.

〈그림2〉는 피 안에 있는 활성산소의 비율이다. 활성산소가 유전자 손상(미스프린트)의 원흉이고 암을 포함한 성인병의 원천이라는 사실도 잘 알려진 바이다. 이 활성산소 비율도 수련자들이 일반인보다 2분의 1이 적다는 결과가 나왔다. 따라서 수련자들은 노화진행이 억제될 것이라는 예측이 가능하다. 앞으로의 연구가 기대되는 바이다.

NO연구를 통해 1998년 노벨 생리의학상을 수상한 루이스 이그나로 박사는 논문에서 NO의 효능에 대해 다음과 같이 설명했다. "일산화질소로 알려진 NO는 동맥 내피세포에서 생성되는 분자로 혈관을 확장시켜 혈류를 증가시키며, 이를 통해 유연성과 운동능력 향상, 혈압 조절은 물론 혈전의 생성을 억제하는 물질이다."

이와 같이 우리 건강에 커다란 영향을 미치는 NO가 우리 회원들이 수련을 할 때 분비된다는 사실을 밝혀낸 것은 송 교수 팀의 연구가 세계에서 처음이다. 우리 회원들이 다른 건강 수련자들보다 월등히 건강하다는 근거가 이 NO의 작용일는지도 모른다. 이야말로 루이스 이그나로 박사의 NO에 대한 연구보다 더욱 가치 있는 연구주제라고 생각한다. 그런데 여기에 대해 아무런 후속 연구도 이루어지지 않고 있다는 사실이 안타깝다. 나는 이 연구가 줄기세포 연구에 필적할 정도로 중요하다고 생각한다. 기회만 주어진다면 나의 여생을 이 NO의 연구에 바칠 작정이다.

4. 배꼽호흡 건강법과 스포츠

    2001년 1월 초 태릉선수촌 사격장을 방문했다. 그것은 집중력이 사격실력에 미치는 영향을 알아보기 위해서였다. 마침 그날은 눈이 내리고 기온도 영하 2℃가량 되었다. 일반인 사격 연습장에 갔더니 추운 날씨인데도 몇 명이 연습을 하고 있었다. 마침 그 당시 어느 여고생이 국제 선수권대회에서 금메달을 따고 귀국한 직후여서 일반 국민들의 사격에 대한 관심이 클 때였다.

    나는 그곳에 있는 직원한테 다짜고짜 그 여학생이 사용한 것과 같은 종류의 소총을 달라고 하였다. 그랬더니 10m 단거리 공기소총이라고 하며 내주기에, 그 총을 빌려 네댓 발 쏘았다. 그런데 추운 날이라 손이 얼어 더 이상 쏠 수 없었다. 그렇다고 장갑을 끼고 사격을 할 수도 없는 노릇이었다. 남은 총알과 총을 직원에게 돌려주며 인사를 하고 떠나려 할 때 그 직원이 나를 부르며 총 쏜 결과를 알고 가라고 했다. 내가 가만히 서 있자 그 직원이 스위치를 눌렀고 내가 쏜 사격 카드가 돌아왔다. 직원이 그 카드를 잠깐 쳐다보더니 하는 말이 "할아버지 과거에 총을 많이 쐈구먼요." 하는 것이었다. 총을 만져본 것은 오늘이 처음이라고 하자, 그 카드를 보여주면서 만점이 하나 있다는 것이었다. 가운데 약 10mm 크기의 원 안에 구멍이 뚫려 있었다. 그 카드는 지금도 기념으로 집에 보관하고 있다. 나는 그 테스트를 통해 사격에 대한 자신감을 얻었다. 난생처음인데도 이 정도면, 수련을 통해 출중한 실력을 보일 수도 있을 것 같았다.

사격선수가 되려면 자기 총이 필요하다. 그래서 을지로6가에 있는 총기전문 판매상에 갔다. 여고생 선수는 그 후 독일제 최신식 총으로 교환했다는 신문보도가 있었다. 그래서 그 총이 없는가 물었더니 그 총은 이미 다른 사람한테 팔렸다고 한다. 아무튼 그 총과 같은 총을 살수 없느냐고 물었더니 내게 총기사용 허가증이 있는지를 물었다. 없다고 했더니 그러면 총기는 어떤 종류건 팔 수 없다는 것이었다. 총기 허가증은 사격연합회장이 발행한다는 것이다.

그래서 사격연합회 사무실이 있는 태릉선수촌까지 찾아갔다. 직원이 사격연합회 가입증이 없으면 총기사용 허가서를 발급할 수 없다고 했다. 사격연합회에 가입하려면 그 절차가 대단히 까다로운 데다 사격은 연령과 별 상관이 없기 때문에 다음 기회로 미루고 내 나이 95세부터 시작하기로 결정했다. 2013년부터이지만 그 나이에 사격선수가 된다면 이것은 세간의 화젯거리가 될 것이고, 그 때문에 운동선수뿐만 아니라 일반인도 호흡 강화 수련자가 증가할 것이니 일석이조가 아니겠는가. 그리고 그러한 과정을 통해 당연히 많은 사람들의 성인병이 예방되고 노화방지에 이바지할 것을 믿어 마지않는다.

마지막 한마디! 요즘 미셸 위를 비롯하여 우리나라 골프선수들이 세계적으로 화제에 오르고 있고, 국민들의 관심도 높아지고 있다. 나는 골프도 대단한 집중력을 필요로 하는 스포츠라고 생각한다. 회원 중에는 호흡 수련(정신집중 수련)을 열심히 했더니 핸디가 많이 향상되었다고 말하는 사람도 있으나, 내가 골프를 치지 않아 직접 확인한 적은 없다. 내가 지금 좀 젊었다면 이것을 테스트할 수 있겠으나 지금 형편으로는 불가능하다. 뜻있는 분들이 확인해주시기를 바라는 바이다.

5. 참된 건강체란?

"태산이 높다 한들…… 사람이 아니 오르고 뫼만 높다 하노라"라
는 시조가 있다. 사람이 노력만 하면 아무리 높은 산도 등정이 가능
하다는 이야기다. 그러나 이것은 "물이 몇 도에 끓으며, 몇 도에 어
는가?" 하는 문제에서 "물은 섭씨0℃에서 얼음이 된다"는 대답과
같다. 이 대답은 초등학교 학생에게는 타당할지 모르나 중·고등학
교 학생에게는 0점이다. 물이 0℃에 어는 것은 기압이 1기압일 때만
성립한다. 1기압 이외에서는 물의 비등점이나 빙점이 변화한다는
사실은 원칙이지만 우리의 주위환경이 대개 1기압이기 때문에 이
점에 신경을 쓰는 사람은 별로 없다.

건강체의 정의 또한 마찬가지이다. 우리는 대부분의 생활을 1기
압 상태에서만 하고 있다. 그 때문에 건강체 측정도 1기압에서, 공기
의 산소 비율도 일정한, 그리고 기온도 거의 일정한 환경에서 실시하
고, 또 그 결과에 대해 아무도 의심하지 않는다. 과연 그럴까?

나는 몇 차례 히말라야 등반에서 이것이 잘못된 판단이라는 것을
몸소 체험했다. 아무리 건강한 사람이라도 위 시조처럼 오직 노력한

다고 정상까지 올라갈 수는 없다. 노력만 하면 아무리 높은 산도 올라갈 수 있다고 생각하는 사람들은 물이 0℃에서 언다고 간단히 생각하는 사람들과 같다. 그렇다면 진정한 건강체란 과연 어떠한 상태를 말하는가?

평상시 대기 중의 산소함유량은 21% 정도이다. 히말라야 같은 높은 곳에서는 해발 3,000m가량부터 공기 중의 산소함유량이 월등히 감소하며, 기압도 감소한다. 뿐만 아니라 주야의 온도 차도 ±10℃가 된다. 이와 같은 환경의 변화에서 우리 생리체는 거기에 순응하여 따라가기 힘들다. 따라서 "진정한 건강체란, 어떠한 주위 환경의 변화에도 순응할 수 있는 체력의 보유자"라고 말하는 것이 타당하다.

어떻게 하면 이와 같은 건강체의 상태에 도달할 수 있을까. 나는 출장식호흡(내쉬는 숨을 길게 하는 호흡)을 통해 폐기능을 활성화함으로써 가능하다고 생각한다. 특히 내가 지도하는 출장식호흡법은 폐 안의 산소가 감소하는 상태에서 우리 신체에 필요한 모든 산소량을 흡수해야 하기 때문에 폐기능이 최대한 작동하지 않으면 이루어지지 않는다.

인간의 뇌는 대단한 욕심꾸러기여서 단 2~3%의 산소부족에도 금방 항복한다는 사실을 나는 히말라야 등반에서 실제로 체험했다. 현재 지구상의 대기 중 산소함유량은 시간이 갈수록 감소하고 있다. 그것은 산소의 20~50%를 공급하는 아마존 유역의 대삼림과 인도

네시아 등 열대지방의 천연림들이 매년 막대한 양이 채벌되고 있기 때문이다. 게다가 산성비로 인해 잎이 변질되어 떨어지는데, 이것도 결국 산소발생량을 감소시키는 것은 물론이다.

고대로부터 많은 예언자들이 언젠가는 지구의 종말, 즉 우리 인류의 대부분이 멸망한다는 무서운 예언을 해왔다. 꼭 그들의 예언이 아니더라도 앞으로 수십 년 못 가서 지구상의 모든 생물들은 산소부족으로 점차 소멸할 것이라고 나는 확신한다. 그런 끔찍한 상황이 발생한다면 지난 고베대지진에서 체험했듯이 노약자부터 먼저 사라질 것이다. 그것은 그들이 자연환경의 조그마한 변화에도 대처할 능력이 미약하기 때문이다.

아무튼 이러한 이유로 우리 인류는 점차 소멸의 위기에 직면하게 될 것이다. 하지만 그렇다고 하여 지구상의 인류 전부가 멸망하는 것은 아니다. 그러면 어떤 사람들이 살아남을 것인가? 이것은 혹자들이 말하는 종교적 신념의 문제와는 다르다. 결론부터 말하자면 폐 기능이 월등히 우수한 사람만 살아남을 것이다. 우리 수련은 이와 같은 환경변화에 적응할 수 있는 체력을 만들어준다는 것을 나는 확인했다.

1995년 10월, 나는 77세의 나이로 내 건강을 재확인하는 의미에서 '히말라야 베이스캠프' 보다 1,100m 더 높은 메라파크(6,654m) 무산소 등정에 성공하고 돌아왔다. 이 등정은 가벼운 트레킹이 아니라 전문가들의 등반이었다. 해발 5,500m 지점에 있는 베이스캠프

위로는 전부 빙벽이다. 나는 이곳부터 정상을 향해 1,154m를 등반하는 동안 영하 20~25℃의 한랭과 강풍, 지구가 당장 무너질 것 같은 '눈사태 울림', 거기다 평지의 절반도 안 되는 산소결핍, 그리고 상당히 낮은 기압과 싸우지 않으면 안 되었다. 게다가 한쪽에 2kg 이상 되는 빙상용 구두와 아이젠을 착용해야 했다. 실로 이와 같은 악조건에서 등반에 성공한 것은 정신통일을 통해서가 아니면 도저히 불가능하다. 그곳 셰르파들이 나의 메라피크 등반 성공을 제8의 원더풀이라고 부를 정도였다(세계 7대 원더풀은 만리장성, 피사의 사탑 등 독자들도 잘 알고 있으리라 믿는다).

그리고 2002년 9월, 우리 수련회원 여섯 명과 함께 아프리카 최고봉 킬리만자로(5,895m) 등반에 성공했다. 그것은 지난번 히말라야 등반을 참선 수련의 결과가 아니라, 내 특수체질 때문일 것이라고 말하는 사람들이 많았기 때문이다. 일행 중 세 사람은 수련한 지 8년이 된 60대, 두 사람은 5년이 된 50대, 한 사람은 2년째 수련하고 있는 40대였다. 그런데 결과는 수련 2년째인 가장 젊은 한 사람만 4,300미터 지점에서 도중하차하고, 나머지 여섯 명은 정상인 우후르봉까지 정복했다. 이 결과 수련 효과의 과학성(재현성)이 증명되었다. 그리고 2003년에는 히말라야 5,000m 이상에서 거행된 국제 마라톤대회에 85세의 고령으로 완주하면서 모든 것은 성공적으로 끝을 맺었다. 끝으로 MBC TV가 실시한 건강진단 기록을 참고로 다음 〈표2〉에 올린다.

라 쥬네스
○ 노화방지 메디컬센터

일 자	접수일자	2003-12-01	검사일자	2003-11-28
이 름	박회선	190321- ******		

Chronological Age(실제나이)

84세

30 40 50 60 70 80 90 100

Bio Age(전체 생체연령)

72.38세

30 40 50 60 70 80 90 100

Physical Age(신체연령)

70.15세

30 40 50 60 70 80 90 100

Biochemical Age(생화학연령)

80.56세

30 40 50 60 70 80 90 100

Hormonal Age(호르몬연령)

75.26세

30 40 50 60 70 80 90 100

상담 가이드

전체 생체연령은 72.38세로 실제나이에 비해 낮습니다.
전체 생체연령이 낮다는 것은 전반적인 노화의 정도가 실제나이에 비해 좋다는 것을 의미합니다.

신체연령은 70.15세로 실제나이에 비해 낮습니다.
신체연령이 낮다는 것은 근력이나 지구력 등과 같은 전반적인 체력을 나타내는 신체적 노화의 정도가 실제나이와 비교하여 좋다는 것을 의미합니다.

생화학연령은 80.56세로 실제나이에 비해 낮습니다.
생화학연령이 낮다는 것은 간, 신장, 췌장 등과 같은 내부장기의 기능을 나타내는 생화학적 노화의 정도가 실제나이와 비교하여 좋다는 것을 의미합니다.

호르몬연령은 75.26세로 실제나이에 낮습니다.
호르몬연령이 낮다는 것은 노화와 관련된 호르몬 분비 능력을 나타내는 호르몬 노화의 정도가 실제나이와 비교하여 좋다는 것을 의미합니다.

노화방지를 위한 치료 효과와 노화 속도를 알기 위해 6개월 후 생체연령을 다시 측정하여 비교해 보시기 바랍니다.

Anti-Aging Medical Center   www.lajeunesse.co.kr

La Jeunesse

Chul-Young Bae, MD, MPH

TEL : 02-3460-2906~7 FAX : 02-3460-2985 E-mail : cybae@kocas.org

6. 히말라야에서 얻은 교훈

2003년 5월 1일, 서울을 출발하여 네팔에서 개최된 히말라야 국제 마라톤대회에 참가하고 5월 24일 인천공항에 도착했다. 나는 5,000m 이상에서 열린 이 경기에서 전 코스를 완주하는 데 성공했다. 실로 이것은 나에게 있어서 일생일대의 가장 중요한 과제 수행이었다.

출발지점까지 올라가는 도중(3,300m→5,500m) 15일간 계속 호흡 수련을 하면서 올라갔다. 나는 영하10~20℃의 추위와, 지상의 30~40%의 저기압과, 50% 이하의 산소부족을 무릅쓰고 앉으나 서나, 걸으면서도 출장식호흡을 했다.

15일간 실시한 수련은 총 100시간이 넘는다. 수련을 하지 않고는 도저히 등반을 계속할 수가 없었다. 그 때문인지 다른 선수들은 날이 갈수록 체력이 떨어지는 데 반해, 나는 첫날이나 마지막 날이나 항상 같은 컨디션이었다. 그 많은 사람들 중에서 해발 5,500m에 위치한 스타트라인에 오른 선수들은 불과 60여 명, 전 코스를 완주한 사람은 나를 포함해 32명이다. 이만하면 승자와 패자는 더 이상 설명할 필요가 없지 않은가? 대회 다음날, 현지 신문들은 모두 톱기사로 나를 '히말라야의 영웅', '세계 최강의 사나이' 등으로 대서특필했다. 나는 또한 생사를 넘나드는 역경을 극복하고 목표를 이룬 이 히말라야 고산 마라톤대회를 통해 실로 많은 교훈을 얻을 수 있었다.

첫째로, 사람은 자기 능력을 무시한 욕심이 앞서면 성공하지 못한다. 만일 이번 대회에서 완주가 아닌 입상을 목표로 했다면 나는 실패했을 것이다. 그저 스타트라인에 설 수 있어도 만족이라 생각하고 출발한 것이 옳았다. 둘째로, 위대한 일은 목숨을 걸지 않고는 이룰 수 없다. 나는 등산 도중 필설로 설명할 수 없는 난관에 여러 차례 직면했다. 그때마다 조금도 미련 없이 생명을 버리려고 생각했다.

진리를 얻기 위해서는 목숨 같은 건 아까울 것이 없다. 공자도 《논어》에서 "아침에 도(道)을 얻을 수 있다면 저녁에 죽어도 좋다"(〈里仁〉 제4편)고 말씀하지 않았는가? 좀 당돌한 비교 같지만, 코페르니쿠스도 로마교황청에서 이제라도 "태양이 지구를 돈다"고 말하면 목숨을 살려주겠다고 제안했으나 그는 태연히 "지금도 지구는 태양을 돌고 있다"고 말하고 앞에 놓인 사약을 들었다. 그 가설은 그 후 얼마 안 가 많은 천문학자들에 의해 증명됨으로써 진리가 되었다. 그 결과 태양계 궤도가 크게 수정되고 오늘날의 천문학에 있어서 새로운 지평이 열렸다는 사실은 역사가 증명하는 바이다.

그렇다면 나는 이와 같이 목숨을 건 대가로 무엇을 얻었는가? 그것은 이제까지 주장해온, 건강 향상은 체력 강화보다 정신 강화가 더욱 효과적이라는 가설을 임상적으로 증명한 점이다.

7. 나이 먹을수록 즐거운 삶

　나에게는 특정한 종교가 없다. 그렇다고 종교관념까지 없는 것은 아니다. 구태여 말하자면 하늘을 믿는 종교라고나 할까. 나는 급할 때나 원이 있을 때는 먼저 하늘에 빈다. 다음 조상님께 빈다. 평소에는 내 수호신과 수호령에 항상 감사를 올린다.

　나는 내가 자력(自力)으로 살고 있는 것이 아니라, 무엇인가 큰힘 (Something Great)에 의해 '살려지고 있다'고 생각한다. 신비의 타력(他力)! 모든 것이 이 신비의 타력에 의해 살아간다는 느낌이다. 그리고 내 몸, 손, 발, 머리카락, 손톱, 발톱 모든 곳에 하늘의 기 (氣)가 숨어 있고 그 기가 다하면 이 세상을 떠나게 될 것이라 믿는다. 하늘은 천지만물의 존재를 통괄하는 에너지이고, 눈에 보이지 않는 의지(意志)이자 힘이다. 그리고 각자에게는 태어날 때 하늘이 부과한 천명(天命)이 있다. 과연 나에게 부과된 천명이란 무엇인가? 나는 그것이 하루속히 알고 싶다.

　선현(先賢)들은 "사람은 누구나 나이가 들면 천명을 알게 된다"고 말씀하셨다. 저 유명한 고승, 전 통도사 조실스님이셨던 경봉스님은 설법집 《고해(苦海)》에서 "사람이란 태어날 때 각자 한 권의 연극 각본을 갖고 탄생한다. 그 각본의 저자도 자기요. 감독도 자기요. 주연도 자기다. 그리고 그 각본대로의 한마당 연극이 사람의 일생이다. 이왕 연극할 바에는 멋들어지게 해야 할 것이 아닌가"라고 설파하고 있다. 정말 지당한 말씀이다.

나는 이전에는 밤에 잠이 안 오면 억지로 잠을 자려고 무척 애썼다. 그런데 언제부터인가 잠이 오지 않는 것이 두렵지 않아졌다. 잠이 안 오면 안 오는 대로 시간을 보낸다. 내 경우는 주로 책을 읽거나 수련을 한다. 우선 지금을 어떻게 사는가가 중요하다. 내일은 어떤 일이 일어날지 내일이 아니면 알 수 없다. 지금 이 순간을 가장 충실히 사는 것이 중요하다고 생각한다.

"메멘트 모리(죽음을 생각하라)", 이 말은 르네상스 시대 이탈리아 지식인들의 좌우명이었다. 사람의 인생관은 환경에 따라 달라진다. 그 시대의 유럽은 흑사병으로 인구의 상당수가 사망하였고, 정정(政情)불안, 또 종교적 폭풍 하에 언제 죽을지 모를 일상이었다. 그러니 그들에게 있어서 가장 심각한 문제는 '어떻게 죽는가'였을 것이다. 죽음이 항상 목전에 다가오고 있었기 때문이다.

죽음은 내게도 심각한 문제이다. 나도 이제 "메멘트 모리"를 염두에 두지 않는다면 가치관이 결여되었다고밖에 볼 수 없다. 사람은 어떻게 사는가도 중요하지만 어떻게 죽는가도 중요하다.

사람은 자기의 의지대로 이 세상에 탄생한 것은 아니다. 무엇이라고 말할 수 없는 큰 힘에 의해 이 세상에 밀려나온 것이다. "인간 세상이란 우둔한 사람들에 의해 펼쳐지는 연극무대이다. 꽃피고 새가 노래하는 파라다이스가 아니다"는 말은 영국의 문호 셰익스피어의 비극《리어왕》에서 들을 수 있다.

사람은 약육강식의 수라장에 자기 의지와 관계없이 내던져진 존재이다. 그것이 불안하고 무서워서 아기는 울면서 태어난다. 울면서 태어났다면 웃으면서 이 세상을 떠날 수는 없는가? 마치 장거리 여행을 떠나는 사람이 항구에서 배웅 나온 친지들에게 웃으면서 손을 흔드는 것처럼 말이다.

사람은 자기의 의지와 상관없이 이 세상에 태어났지만, 그냥 무의미하게 던져진 것은 아니다. 누구나 어떤 사명을 가지고 이 세상에 태어났다고 나는 생각한다. 그 때문에 타고난 사명을 다하면 영계에서 데려가는 것이다. 사명을 완수할 능력이 없다고 판단되는 사람도 즉시 도로 영계로 데려간다. 그러나 만일 우리가 각자의 사명을 분명하게 알고 있다면, 영계는 그 사람을 사명이 끝날 때까지 도와줄 것이다. 그렇다면 누구나 자기 사명이 무엇인지 알고 그것에 충실하는 것이 오래 사는 전제조건이 아니겠는가.

내 경우는 학생들을 충실하게 가르쳐 인류의 진화에 이바지하는 것이 내 사명이다. 그것이 일차적 사명이라고 생각한다. 그렇다면 나는 이미 정년퇴직을 했을 때 세상을 떠나야 했던 것이 아닐까. 그런데 왜 즉시로 데려가지 않고 오늘날까지 살려두는 것일까? 나는 이 문제에 대해 나에게는 이차적 사명이 있다는 것을 깨달았다. 그 깨달음의 순간에 저절로 환호성을 울렸다. 그리고 그 이차적 사명 달성을 위하여 여생을 받치기로 결심했다. 그러니 나는 나이 먹는 것이 조금도 두렵지 않다. 도리어 즐거움이 앞선다.

나는 종교인이 아니다. 그러나 종교적 감각은 가지고 있다. 참된 종교인에게는 그 종파(宗派)보다 오히려 종교적 감각이 더 중요하다고 생각한다. 또한 나는 사람에게는 현세와 함께 내세가 있다고 생각한다. 즉, 보이는 세계와 보이지 않는 세계가 존재한다고 확신한다. 우리는 옛날부터 악한 일을 저지르면 "천벌을 받는다"라는 말을 많이 들었다. 다시 말해서 남에게 못할 짓을 하면, 아무리 아무도 모르게 하였다 해도 하늘은 용서하지 않는다는 뜻이다.

그러나 현실세계에서는, 남몰래 저지른 악행에 대해서 천벌을 받는 일은 거의 없다. 그렇지만 그것은 현실세계의 일이고, 영계(죽은 다음의 세계)에서는 절대로 용서받을 수 없다는 것이 내 종교적 감각이다. 나는 영계가 분명히 존재하며, 사람의 진정한 삶의 터전은 영계이지 현세가 아니라고 믿고 있다. 다만, 사람은 그들의 수양을 위해 잠시 동안, 그것도 기껏해야 100년 정도의 시간 동안만 현세를 거쳐 갈 뿐이다. 반면 영계는 그야말로 영원하다.

보이지 않는 세계가 존재하고, 현실세계에서 행하거나 생각한 일이 모두 다음 세계에서 심판받는다고 확신한다면, 아무도 보지 않는다고 해서 아무 일이나 함부로 범하고 다니는 사람은 없을 것이다.

이 세상에서는 속일 수 있을지 몰라도 저 세상에서는 도저히 용서받을 수 없다는 감각이 항상 앞서기 때문이다.

많은 사람들이 영계를 부정하고 있지만 나에게는 이것이 아주 중요한 과제이다. 영계는 11단계로 나누어져 있다고 일본의 세계적인 종교인이자 심령학자인 오오가와(大川) 씨는 그의 저서 《영원의 법》에서 설파하고 있다. 그렇다면 나는 죽은 다음 영계의 몇 단계에 속할 것인가? 영계에서의 내 역할은 무엇일까?

내 기억이 허락하는 범위 안에서 나는 남에게 악한 짓을 한 적이 없다. 내가 소년이었을 때, 독립운동가였던 선친께서는 늘 형무소 생활을 하셨다. 그래서 나는 함경북도 백두산 기슭에서 항상 배를 졸이며 살아야 했다. 소년 시절에 흰밥을 먹은 기억이 별로 없다. 아침저녁 감자와 강냉이만 먹고 지냈다. 그러니 내 매일의 생활은 어떻게 하면 굶지 않고 살아갈 것인가가 가장 중요한 화두였다. 그래도 굶으면 굶었지 남의 밭에서 감자 하나 훔친 기억이 없다.

그것은 어른이 된 현재까지도 변함이 없다. 오히려 밤낮 손해를 보는 일, 남에게 당하는 경우가 많았다. 그러나 그것에 대하여 보복하려는 생각조차 해본 적이 없다. 하지만 정의감은 누구보다 강하다. 하늘에 맹세코 남의 부정을 보면 참을 수 없다. 남에게 조금의 피해를 끼치지 않으면서도 오늘날까지 살 수 있었던 것은 정말로 하늘의 신비한 힘 덕분이라고 믿어 마지않는 바이다.

이제 모든 사람들은 과학적인 견지에서 과연 무병장수가 가능한

가에 대해 고찰해보자. 이것을 바꾸어 말하면 "사람은 노화를 예방할 수 있는가" 하는 말과 같다. 결론부터 말한다면, 이것은 모두 가능하다. 어떻게?

과학계에서는 21세기를 '브레인테크', 즉 '뇌에 의해 좌우되는' 세기라 규정하고 있다. 1993년에는 세계 최초로 노화방지(Antiaging)학회가 미국에서 7명의 의학자에 의해 설립되었다. 그것은 우후죽순처럼 퍼져나가 얼마 안 가 7,000여 명에 이를 정도로 확대되었다. 그 여파는 순식간에 영국, 미국, 독일, 프랑스, 일본 등 세계 각국으로 파급되었다. 우리나라도 예외는 아니어서, 서울대 의대를 중심으로 노화예방학회가 발족하였다고 알고 있다.

그 후 '안티에이징'에 대한 연구가 세계적으로 활발하게 진행되었다. 그것은 출판계를 보면 알 수 있는데, 최근 뇌에 대한 저작물이 홍수를 이루고 있다는 것이 좋은 증거이다. 세계 어느 나라를 막론하고, 베스트셀러는 뇌에 관한 책이다.

오늘부터는 무슨 일이 있어도 죽지 말도록 노력하라. 그 방법은 바로 이 책에 자세히 적혀 있다. 이것이 나의 사명인 동시에 여러분에게 바치는 성의이다. 이제 10년 후에는 불로장수 수단이나 방법이 유전자 공학, 생명과학의 힘으로 그야말로 확고한 과학적 이론과 실제의 뒷받침으로 우리 앞에 나타날 것이다. 그러면 누구나 150에서 200세까지 살 수 있다. 더구나 죽기 직전까지 마라톤도 하고, 등산도 하고 섹스도 즐기는 등, 건강한 상태를 유지할 수 있을 것이다.

8. 호흡 건강 수련 중의 의식변화

호흡 건강 수련 중의 의식변화는 수련을 상당히 진행한 사람들만이 감지할 수 있는 현상이다. 그러나 초보자라 할지라도 이런 정도의 의식변화를 개념적으로나마 이해하는 것은 수련상 도움이 될 것이라 생각해 여기에 기술한다.

먼저 피라미드형 자세를 만들고, 육체의 역학적 중심을 단전(배꼽 밑 5cm 부분)에 오도록 한 뒤, 의식은 배꼽에 집중한다. 이것이 소위 심신일여의 상태이다. 물론 이것도 초보 입문자에게는 어려운 문제이다.

다음, 호흡을 내쉬는 숨부터 가늘고 길게, 가급적 숨 쉬는 소리가 자신의 귀에 들리지 않게 조용히 한다. 나는 리듬호흡법을 권고한다. 이때 내뿜는 숨은, 들이쉬는 숨보다 얼마간 길게 한다.

이와 같은 상태일 때는, 우주 에너지와 물체의 중심으로부터 발생하는 피라미드 에너지가 단전에서 일치한다. 이 신비하고 강렬한 '피라미드 파워'는 현대물리학도 이제까지 해결하지 못한 수수께끼의 하나임은 잘 알려진 사실이다.

이 피라미드 파워는 단전을 중심으로 점차 주위에 확산되고, 마침내 전신에 충만해진다. 이때 전신에 있는 수십조의 세포 배터리(축전지)가 일제히 충전되는 것이다. 수련 도중 신체가 화끈해지며, 원기가 몸 전체에 충만한 것을 느끼는 것은 이 때문이다. 이때에는 또한 침도 많이 분비되는 것을 느낄 것이다. 원기왕성한 어린 아기들이 침을 흘리는 것을 종종 볼 수 있다. 이것은 침뿐만이 아니다. 이때에는 대뇌로부터 각종 호르몬(특히 베타엔도르핀 및 도파민 호르몬)을 왕성하게 분비하고, 이것은 또한 T림프구를 강화하여, 우리 몸 안에서 성장하고 있거나 또는 발생하려고 하는 암세포라든가 기타 세균들을 박멸하는 작용이 있다.

또 침 가운데는 '파로친'이라는 노화방지 호르몬이 포함되어 있다(이 타액선 호르몬은 일본 도쿄 대학 명예교수이며, 노인병 연구소장인 오가타(緒方) 박사에 의해 발견되었고, 가장 효과적인 노화방지 호르몬으로서 각광을 받고 있다). 게다가 이 파로친 호르몬의 분비 약화(노인은 침이 잘 안 나온다)는 뇌하수체 호르몬이나 갑상선 호르몬의 분비에도 영향을 미친다는 사실이 최근 밝혀졌고, 이는 결과적으로 노화에 박차를 가한다고 한다. 우리는 이와 같이 수련 중에 1mg에 수백만 원 하는 값비싼 호르몬 주사를 무료로, 그것도 쉴새없이 공급받고 있는 셈이다. 그 결과, 자율신경도 균형을 유지하고 성인병도 예방된다.

수련이 깊어갈수록 이 의식회로는 잠재의식층을 돌파하여 초의식의 영역에 진입한다. 이 영역을 패러렐월드(Parallelworld, 지금 있는 물질세계와 평행하여 존재하고 있는 반물질세계)라고 부르는 학자도 있다. 거기에는 시간을 가로막는 벽도 존재하지 않는다. 따라서 과거, 미래가 눈앞에 펼쳐진다. 이 순간은 브레인토킹 (Braintalking, 자신 안의 내적 의식과 초의식의 대화를 말함)이 가장 정확할 때이다. 결국 당신은 자기도 타인도 알지 못하는 미지의, 고차원의 자아와 정보교환이 가능하다. 이것은 의식이 깊어감에 따라 시간 축이 공간 축으로 점차 기울어가기 때문이다.

즉, 우리들의 의식이 3차원에서 4차원으로 진입한다는 이야기가 된다. 이때에는 '항암시장벽(抗暗示障壁)'이 허물어진다. 이것은 좌우뇌의 정보교환이 가장 활발하게 행해지고 있는 때라는 사실이 뇌생리학적으로도 증명되고 있다. 그곳은 이미 한계가 없는 무한대의 영역이고 자유롭고 또 깊은 의식의 대해인 동시에, 그것과 정보교환을 하고 있을 때이고, 또 가장 양질의 직관이 떠오르는 장소이다. 따라서 우리가 사명감에 입각한 일, 혹은 연구를 추진하고 있을 때, 이것은 당연히 그 해결에 필요한 아이디어를 직관이라는 형식으로 가르쳐주는 것이다.

이 직관적 사고(Intuitive thinking, 내면으로부터의 영감에 의해 사물을 판단하는 수동적 사고방식)가 그 사람의 창조적 사고 (Creative thinking, 목적에 도달하기 위해서는 무엇을 해야 좋은가를 결정하는 능동적 사고방식)의 발휘에로 인도하는 것이다.

이와 같은 내부로부터의 가르침(Inner Voice)에 의하여 필요할 때 별다른 노력 없이도 창조력을 발휘하는 일이 가능한 사람을 우리는 천재라고 부른다. 위대한 예술가, 발명가, 노벨상 수상자와 같은 사람들은 외부에서 볼 때에는 초능력자가 아닌가 하고 생각되는 신비한 힘을 발휘할 수 있다.

우리는 공교롭게도 날 때부터 천재로 태어나지 못한 사람이 많다. 때문에 우리가 이와 같은 천재적 능력을 가지려면 당연히 독자적인 수련이 요구된다. 즉, 우리 범인들도 혹종의 수련을 함으로써 천재적 소질을 발휘할 수 있다는 이야기이다. 나는 배꼽호흡 수련이 그것을 가능하게 한다고 확신하고 있다.

이와 같은 사람은 예리한 통찰력, 이미지의 현실화, 공시성(共時性)의 빈발, 원활 작용의 발현으로 모든 일을 순조롭게 진행시킨다. 호흡 수련 때의 이 같은 의식의 변화는 신체로부터도 자율신경의 균형과 호르몬 밸런스를 유도하고, 따라서 성인병을 예방하고 노화를 방지하며, 항상 활기에 넘치는 인생을 즐길 수 있도록 만들어준다.

9. 인간의 극한상황을 극복한 거인(巨人)

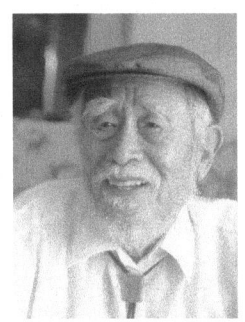

에베레스트 산악마라톤 완주한 박희선 박사*

2003년 5월 19일 히말라야 고산준령의 42.195km 마라톤 코스를 완주한 한국의 노인 박희선, 85세의 고령이었기에 이를 지켜본 사람들에게는 크나큰 충격이었다. 상식과 인간의 힘으로는 도저히 감당할 수 없는 죽음을 무릅쓴 열 시간의 사투였기 때문이다. 인간의 육체가 감당할 수 없는 상황을 정신력으로 극복한 것이다. 그는 기인도 초능력자도 아니었으며, 또한 마라톤 선수도, 전문적인 산악인도 아니었다. 다만 33년 동안 그가 수행한 '생활참선' 이 옳은 길

---

* 이 글은 월간지 《삶과 꿈》에 기재된 이상만(한국문화예술교육진흥원 이사장) 씨의 원고를 원용한 것이다.

이었던가 하는 것을 몸소 확인하면서 인간 모르모트 역할을 담당하는 희생정신으로 이 대회에 참가를 결심했던 것이다.

이는 죽음을 각오하지 않고는 이룰 수 없는 일이었다. 2주일간의 고산 적응훈련 그 자체만으로도 보통사람에게는 견딜 수 없는 일이었다. 그러기에 200여 명의 고산의 건각(健脚)들이 참가신청을 냈지만 적응훈련에서 140명이 탈락하고, 5월 19일 현지 오전 7시에서 출발할 때에는 불과 60명의 선수만이 대회에 참가했다. 그중에서도 32명이 완주했는데, 박희선 박사가 그 32명 중에 끼게 되었다. 히말라야 고산준령의 42.195km 마라톤 코스를 완주한 32명의 선수들에게는 전원 기념패가 전달되었고, 완주자 중 유일하게 박희선 박사만 대회장인 힐러리 경(세계 최초의 에베레스트 등반자)이 주는 특별 기념패를 받을 수 있었다.

이는 우리나라 국민들에게 더할 나위 없는 자랑이요, 기쁨이며, 올림픽의 마라톤 제패 이상의 값진 일이라고 생각한다. 2주간의 고산 적응훈련은 그에게도 견딜 수 없는 고통이었다. 그는 네팔의 의료진도 처음 접하는, 머리에 동상이 걸리고 말았다. 이로 인해 뛰기는커녕 앉아 있기도 힘든 상황이었으며, 주최측으로부터 여러 번의 종주 포기 권고를 받았다. 하지만 지난번 킬리만자로 등반 때도 그는 이질, 설사로 3일 동안 식음을 전폐하면서 등반했던 기록을 갖고 있었기 때문에 그의 정신력은 주최측의 포기 권고를 받아들이지 않았다.

박 박사는 이번 종주를 통해 새로운 세계관을 갖게 된 것 같다. 그는 평소 원효대사의 일체유심조(一切唯心造, 모든 것이 마음으로 이뤄진다는 신조)에서 일체유신조(一切唯身造)라는 새로운 말을 찾아낸 것 같다. 모든 것이 육체로부터 올 수 있다는 말이며, 결과적으로 몸과 정신은 상호작용을 하고 있다는 진리를 죽음에 이르는 극한 상황에서 터득한 것 같다.

박희선 박사는 흔히들 말하는 기인도, 철인도 아니었다. 그는 오로지 인간완성이라는 한길을 35년 동안 고행하면서 터득한 진리의 탐구자였다. 그는 지금도 과학자라는 본분을 잊지 않고 있다. 그러기에 그가 창안한 생활참선 건강법의 과학적 확인을 위해 스스로 죽음의 길을 택하면서까지 이번 마라톤대회에 참가했던 것이다.

처음부터 그는 완주를 목표했고 좋은 성적 거두기를 원하지 않았다. 신체의 건강만을 확인하기보다는 정신적인 건강 상태를 통해 인간의 능력을 시험해보려는 것이었다.

박희선 박사는 함경북도 경성 출신이다. 함흥(咸興)과 경성(鏡城)의 이름을 따 함경도가 된 유서 깊은 고장, 이곳에는 명문 중학교가 있었는데 그곳이 경성고등보통학교이며 한양대학교를 설립한 김연준 씨도 이 학교 출신이다. 이 학교 출신 중에는 일제강점기 때 많은 항일 투사들을 배출하였다. 박희선 박사의 선친도 독립운동가였다. 박희선 박사는 학창시절 머리가 뛰어나 그 당시 한국사람으로는 하늘의 별따기라는 일본의 도호쿠(東北) 제국대학에 진학했으며 해방

후에는 서울대학교 공과대학의 금속공학 교수가 되었다. 박 교수는 대학 입학시험에서 수학 만점의 기록을 세웠으며, 재학 성적도 3년 간 내내 톱클래스였다. 그는 5·16을 맞아 박정희 장군이 이끄는 혁명정부 최고위원으로 발탁되어 우리나라 중공업정책 입안에 혁혁한 공적을 이룩했다. 지금의 포스코제철은 박희선 박사가 아니고서는 이룰 수 없는 일이었다.

그는 금속학 분야에서 세계적인 석학이며 우리말로 《금속학대계》 라는 열 권으로 된 방대한 저서를 1970년대 출간했다. 이 저서는 금속학 계통의 논문 3,000여 권이 인용되었는데, 결가부좌를 한 채 집 필했다. 그밖에도 박 박사는 100여 편의 논문, 수십 개의 특허를 갖고 있다. 한때 인공위성 제작에 열을 올려 착수하다가 국제 무기상들의 압력에 굴복하여 뜻을 이루지 못한 적도 있다. 그는 한때 재단 이사회의 결의로 국민대학교 총장직에 재임하기도 했으며 대학원장 직을 마지막으로 교직에서 은퇴하고, 그동안 갈고닦은 참선법을 책으로 정리하기 시작했다. 그것이 《과학자의 생활참선》이다. 그 뒤 《생활참선 건강법》이라는 이름으로 2차 개정판을 내었고, 일본어로 《선(禪) 명상》을 출간했다. 그는 명쾌할 뿐만 아니라 간결하며 호소력 있는 명문장을 썼으며, 특히 일본어 문장은 일본인들도 찬탄을 아끼지 않고 있다.

그는 매우 천진하고 정서적인 사람이다. 음악을 좋아하여 16가지 악기를 다룰 줄 알며 한때 서울대 공대 오케스트라를 지휘하기도 했다. 산도 좋아해서 서울대 교수 재직시 산악반 지도교수였다.

나는 1956년 KBS에 재직했을 때, 박희선 박사가 미국 유학에서 돌아와 희귀한 LP판을 구입해온 것을 알고 방송국에서 그분의 레코드판을 빌려다 방송한 것이 인연이 되어 알게 되었고, 5년 전 그 문하에 입문하여 그분을 따르게 되었다. 그의 생활참선 건강법은 과학적 실험의 결과를 토대로 엮은 것이다. 특히 결가부좌의 피라미드식 이론에 의한 몸의 위치, 출장식호흡, 수평호흡, 리듬호흡 등의 방식은 수천 년 동서고금의 여러 가지 수련 방법을 토대로 하되 이를 과학적 이론으로 입증하여 창의적으로 정리하였다. '생활참선'이라는 용어도 그의 창작이었다.

최근 그는 단전에 손을 얹는 '정인(定印)'이라는 불교식 방법에서 '감수인(坎水印)'이라는 우리나라 선도의 방법을 채택하였다. 흔히 단학의 시조로 알려진 권태훈 선생과도 생전에 많은 교류를 갖고 한국 전통수행법에도 많은 관심을 가졌다.

그는 보통사람과 아주 다른 일면이 있다. 검도는 덕사(명예 10단), 우리나라 최고의 유단자이며, 발로 역도를 한다면 최고 150kg을 들 수 있다. 또 π=1,000자를 10분에 암송할 수 있으며, 최근 3년간은 유전공학에 심취하였다. 그의 저서는 곧 미국에서 출간될 예정이다(2005년 9월 뉴욕에서 출판되었다).

그동안 생활참선의 효과로 회원들의 건강 증진, 또한 두뇌계발 등 가시적인 성과가 없었던 것도 아니었다. 그러나 미시적인 결과에 만족하지 않고 있다. 이번 히말라야 마라톤으로 그는 많은 것을 얻었다. 생활참선이 단순히 건강 증진을 목표로 하는 것이 아니라 우리나라 국민에게 하나의 삶의 길을 가르치기 위한 도(道)로 확립되기를 바라고 있다. 생활참선법이 박희선 박사에게 이룩된 것은 우리나라 국민 장래에 있어서는 큰 문화적인 업적인 것 같다. 그는 이 운동이 앞으로 천 년을 향한 국민운동의 일환으로 자리를 잡아가야 한다고 생각하고 있다.

항상 고통 없이 이뤄지는 것이 없다는 박희선 박사의 신념. 이번 히말라야 종주가 생활참선을 향한 첫걸음이 될 것이다.

10. 행복이란 무엇인가?

행복이란 개념에 대해 많은 철학적 견해가 있으나, 나는 그런 학술적 핵심을 논하려고 하는 것이 아니다. 여기서는 다만 우리 생활과 밀접한 행복한 순간 자체에 대하여 생각해보자는 것이다.

가장 단순한 예로 자식이 효도할 때 부모는 행복감을 느끼며 우리는 그런 부모를 행복한 사람이라고 부른다. 이와 같은 예는 우리 일상생활에서 비일비재하다. 그러면 내 오랜 인생항로에서 체득한 행복에 대한 요지를 피력해 보겠다.

과연 행복이란 무엇인가? 나는 행복이란 우리의 삶에 있어서 각자가 희망과 목표를 설정하고 열심히 매진할 때 느껴지는 만족감이라고 생각한다. 때문에 진실한 의미에서의 행복이란 인생의 목표도 없고 희망도 없는 사람에게는 해당되지 않는다. 그런 의미에서 볼 때 행복이란 외부에서 오는 것이 아니라 순전히 내부로부터 얻어지는 것이다.

희망이란 가능성을 포함한 인생의 목표이다. 아무리 좋은 아이디어라 할지라도 실현 가능성이 없는 것은 희망이 될 수 없다. 이런 점에서 볼 때 희망은 욕심과 다르다. 욕심이란 자기 능력을 제대로 파악하지도 못하고, 또 실현 가능성도 도외시한 채 맹목적으로 무엇이든지 자기의 뜻대로 소유하거나 성취하려고 하는 일종의 무질서한 행위나 사고를 말한다. 그러나 대부분의 인간들은 주로 욕심 속에 살고 있을 뿐 희망 속에서 살고 있지 않다. 욕심이란 일시적인 쾌락에 불과하다. 욕심 속에 행복은 없다.

　나는 행복 중에서도 건강의 유지가 가장 중요하다고 생각한다. 항상 건강한 사람이야말로 가장 행복한 사람이다. 옛말에도 "병들어 누운 황제보다 가난한 거지가 더 행복하다"고 하지 않았는가. 아무리 큰 부자도, 또 일국의 군주라 해도 일단 건강을 잃으면 모든 것을 잃는다. 삶의 가장 큰 희망을 건강에 두고, 그것의 실현을 위해 노력하는 그 자체, 그리고 자기의 건강상태에 만족하는 순간이야말로 행복의 극치가 아닐까?

　혹자는 말한다. 행복의 조건도 각자의 인생관이나 가치관에 따라 다를 수 있다고. 물론 당연한 사실이다. 다만 행복 조건의 가장 큰 공통분모가 건강이라는 말이다. 따라서 우리가 건강 향상을 위해 노력하고 동참하는 그 행위가 가장 큰 행복으로 가는 길이라고 생각한다.

　그리고 건강이란 육체만의 건강을 의미하는 것이 아니다. 정신적 건강도 중요하다. 행복은 결국 마음에 달려있기 때문이다. 예부터 "건강한 신체에 건강한 정신이 깃든다"는 말을 진리처럼 받들어왔다. 이 말은 로마의 시인 유베날리스(50~130년)의 기도문에서 유래됐다. "건강한 육체에 건강한 정신을 깃들게 하소서"라는 기도문이다. 그러나 몸이 건강하다고 해서 무조건 정신이 건전해지는 것은 아니다. 불교에는 심신일여(心身一如)라는 말이 있다. 이 말은 깨침의 극치를 뜻하는 말로, 실로 어려운 경지다. 현대인에게는 오히려 정신적 건강이 더욱 중요할 수도 있다. 행복이란 심리학적으로 마음이 편안하고 만족한 상태를 말하기 때문이다. 따라서 정신문화가 발달한 오늘날에는 오히려 "건전한 정신에 건강한 신체가 깃든다"는 말이 과학적으로 적합하다.

행복에는 남녀의 구별도, 또 연령의 차이도, 학벌의 차이도 없다. 다만 매순간의 삶에 얼마나 열정을 가지고 매진하는가 하는 차이가 있을 따름이다. 그런 의미에서 나는 미국식 사고방식에 동의한다. 미국사회는 잘 알다시피 남녀의 차별도, 연령의 차별도 없다. 때문에 모든 회사나 관공서 제출문서에 생년월일을 적는 난이 없다. 하버드 대학에는 교수 정년이 없다.

구직 인터뷰를 할 때도 그 사람이 회사에 어떤 플러스 요인을 제공할 수 있는가 하는 점만 입증하면 된다. 그래서 면접관의 질문도 단순하다. "당신이 와서 우리 회사에 플러스를 줄 수 있는 방법에 대하여 설명하라" 그것뿐이다. 결국 당신은 무엇으로 하여 월급을 받을 수 있는가. 그 한 가지만 확실하면 채용된다. 그런 미국사회에도 사람을 판별하는 단 하나의 조건이 있으니 바로 건강진단이다. 건강진단에 낙제점이면 인생도 도중하차해야 한다. 그렇다. 행복의 기준은 모든 차별이나 계급과도 무관하다. 다만 그 저변에 건강이란 단서만은 필요하다.

철학자 마르틴 부버(1878~1965년)는 "만약 사람이 뭔가 새롭게 시작한다는 진정한 의미를 잊지 않고 있다면, 나이를 먹는다는 것은 참으로 멋진 일이다"라고 말한 바 있다. 얼마나 멋진 말인가? 사람이 건강하게, 그리고 진실로 살아가고 있다면 말이다. 이것이야말로 행복의 극치가 아닐까?

11. 배꼽호흡 건강법 수련자의 생활지침

1. 항상 명랑한 얼굴을 하라. 웃는 얼굴에 밝은 운이 따라 온다.

2. 보폭을 넓히고 당당하게 걸어라. 이것이 수련자의 걸음이라는 것을 잊지 마라. 보폭은 단전을 자극한다.

3. 항상 눈에서 강한 기(氣)를 발산하라. 기가 강해야 운도 강해진다.

4. 많이 들어라. 올바른 판단력의 문은 많이 들을수록 넓게 열린다.

5. 과욕을 버려라. 지족(知足)은 부처님 최후의 설법이다.

6. 만물을 사랑하라. 행운의 꽃은 사랑으로부터 싹이 튼다.

7. 힘들다고 기권하지 마라. 행복은 오직 참는 자의 소유물이다.

8. 아이구 죽겠다, 힘들어 죽겠다, 귀찮아 죽겠다 등등 죽는 소리를 하지 마라. 사람은 자기가 말한 대로 성장한다.

9. 항상 감사하라. 감사하면 감사할 일이 따라온다.

10. 많이 씹어라. 이것이 과식을 막는 비결이다. 소식은 건강의 기본이다.

11. 항상 푸른 하늘을 쳐다보라. 그리고 우주의 기를 흡수하라.

12. 남의 행복을 시기하지 마라. 오히려 축복하라. 그러면 자신에게

도 행복한 일이 찾아온다.

13. 남을 욕하지 마라. 남을 미워하지 마라. 남을 원망하지 마라. 그가 한 행동은 얼마 안 가 자기에게로 되돌아온다. 그것이 인과의 법칙이다.

14. 장난으로도 남을 비판하지 마라. 오히려 내가 비판받을 일이 생긴다.

15. 불가능은 내 사전에 없다. 이것이 나폴레옹의 성공비결이다.

16. 많이 베풀어라. 그것은 결국 몇 배가 되어 자기에게 돌아온다. 이것이 우주의 원리이다.

17. 말을 삼가라. 말이 많으면 실수하기 쉽다. 행동으로 인한 상처는 회복할 수 있지만 말로 입은 상처는 평생 간다. 묵(默)은 다이아몬드다.

18. 가정을 위해 봉사하라. 가정은 희망의 발원지요. 행복의 보금자리이다.

19. 자기 몸을 아껴라. 건강한 신체에 건강한 정신이 깃든다. 아무리 천재라고 해도 건강을 잃으면 끝장이다. 심신일여(心身一如)를 잊지 마라.

20. 매일 10,000보를 걸어라. 1보 1보 피가 맑아진다. 피는 건강의 척도이다.

21. 오늘 할 일을 내일로 미루지 마라. 내일은 없다고 생각하라. 사람의 일생은 지금 이 찰나에 있다. 지금을 살리는 길은 성공과

직결된다.

22. 항상 몸에서 힘 빼는 것을 잊지 마라. 몸에서 힘이 빠져야 자율
신경이 안정된다. 자율신경이 안정되면 우뇌의 문이 열린다.

23. 인생에 있어 가장 중요한 것은 시간이다. 시간은 인생의 함수이
다. 이 함수의 대소가 인생을 좌우한다.

24. 자기 건강은 자신의 책임이다. 누구를 부러워하지도 말고 누구
를 원망하지도 마라. 건강한 사람들은 병든 사람보다 그만큼 자
신을 희생한 사람들이다. 세상은 공평하다. 그러나 실망하는 것
은 빠르다. 이제부터도 늦지 않다.

25. 자신의 능력을 믿어라. 믿으면 힘이 생긴다. 이것은 DNA를 눈
뜨게 한다. DNA는 10억 개의 정보를 갖고 있다. 믿으면 이루어
진다.

26. 항상 겸손하라. 겸손은 행운의 문을 여는 열쇠이다. 우쭐하는
사람처럼 어리석은 사람은 없다.

27. 출세는 내 것이다. 성공은 내 것이다. 올바른 행동은 내 것이다.
부(富)는 내 것이다. 나는 매일같이 정신적, 의식적, 물질적, 사
회적, 경제적인 진보를 이룩하고, 전진하고, 성장하고, 번영한
다. 이것이 세계에서 3,000만 부 팔린 머피 박사의 《신념의 마
술》의 핵심이다.

28. 생활참선을 생활화하라. 생활참선은 뇌를 알파 상태로 유도하
는 비결이다.

29. 항상 긍정적인 생각을 하라. 긍정적인 생각은 현실로 나타난다. 우리의 일생은 우리의 생각 여하에 좌우된다.

30. 잠재의식을 활용하라. 잠재의식은 모든 문제의 해답을 알고 있다. 지금 해야 할 일은 신념과 확신을 가지고 자신의 잠재의식 안에서 구하도록 하라. 그러면 자기 자신의 심층(深層)으로부터 해답이 주어진다는 사실을 깨닫게 된다.

31. 잠재의식의 시각화(視覺化)는 현실로 재현된다. 이것이 인생을 성공으로 유도하는 첩경이다.

32. 조건반사를 활용하라. 집중력은 조건반사를 활용하는 것이 가장 효율적이다. 생활참선의 노하우도 여기에 있다.

33. 우뇌를 활성화하라. 기억력, 창의력, 집중력, 자연치유력(호메오스타지스)은 우뇌의 전매특허이다.

34. 항상 뇌의 알파 상태에서 생활하라. 뇌의 가장 좋은 상태는 알파 상태이다.

35. 배꼽호흡 수련은 뇌의 알파 상태를 강화시키는 수련이다. 뇌의 알파 상태에서는 스트레스가 해소되고 활성산소도 억제된다.

36. 자신을 믿어라. 각자에게는 항상 자기를 도와주는 보다 높은 힘이 있다는 사실을 굳게 믿어라. 이 힘이 잠재의식이다. 잠재의식의 발현은 뇌의 알파 상태에서만 이루어진다.

37. 병은 병원이나 의사나 약으로 치유되는 것이 아니다. 의사나 약은 환자의 병을 임시로 치료할 따름이다. 모든 인간은 자기 몸

안에 최고의 병원, 최고의 의사, 최고의 보약을 가지고 있다. 하지만 그것들의 활동은 사람의 뇌가 알파 상태가 아니면 작동하지 않는다는 사실이 과학적으로 밝혀졌다.

38. 정신일도하사불성(精神一到何事不成). 사람이 산다는 것은 쉬운 일이 아니다. 심지어 인생은 전쟁이라고까지 말하는 사람이 있다. 살기 위해서는 참고 자기 자신과 싸워야 한다. 일찍이 시성 괴테도 말한 바가 있다. "항상 쉬지 않고 노력하는 사람만이 자기 자신의 천국을 소유할 수 있다"고. 이것은 말하기는 쉽지만 아무나 이루기는 힘들다. 싸움에는 고통이 따르기 때문이다. 현대인은 고통에 대한 참을성이 약하기 때문에 이와 같은 고통을 완화하고 능률을 향상하는 방법이 요망된다.

이상의 항목을 나도 항상 실천하고 있는 것은 아니다. 나도 여러분과 함께 수련 중이다.

제2장

배꼽호흡 건강법과
현대과학

1948년 세계보건기구에서는 건강에 대한 정의를 내리면서 흥미로운 문구를 삽입시켰다. 신체적 건강 외에 정신적·사회적 'well being(적응해 나갈 수 있는 안녕한 상태)' 이라는 항목을 추가한 것이다. 그런데 이와 같이 건강을 누릴 수 있는 사람일지라도 인간 본연의 수명을 다하고 자연사하는 사람은 거의 없고, 대부분 병에 걸려 죽는다.

　내가 강조하고 싶은 것은, 첫째로 질병을 미연에 방지하자는 것이고, 둘째는 노화속도를 지연시키거나 심지어는 역행시켜 '정신적·사회적 안녕 상태(mental and social well being)' 에 있는 인간을 만들자는 점이다. 그리고 이것이 가능한 일임을 나는 실천을 통해 체험하기에 이르렀다. 이 장은 그 방법과 과학적인 해설에 대한 요약이다.

1. 네겐트로피

우주의 모든 현상은 엔트로피 증대 방향으로 진행하는 것이 에너지 면에서 볼 때 가장 경제적이다. 그러나 엔트로피가 증가할수록 그 유효성, 활력은 감소된다는 특징이 있다.

우리 인체를 열역학적 관점에서 고찰할 때 이는 일종의 개방형인 비평형 시스템이라고 볼 수 있다. 이와 같은 시스템에서는 생리체에서 자기동일성(self-identity)을 유지하기 위한 별개의 기구가 작동하고, 엔트로피 진행을 억제하려는 작용이 일어난다.

이것은 우리 인체는 외부환경으로부터 물질과 에너지를 섭취하고 있으나, 내부에서는 무질서로부터 질서로의 전환, 즉 엔트로피 역행이 가능하다는 이야기가 된다. 그러나 사람이 노화한다는 사실은 아직도 엔트로피 증대의 경향이 크다는 증거이다. 그런데 만일 무질서에서 질서로의 진행에 어떤 자극이 가해진다면 문제를 해결할 수 있다고 나는 생각한다.

명상 수련에 숙달한 사람들의 뇌는 알파 상태일 때 두정엽과 전두엽의 뇌세포가 질서정연하게 재배열된다는 관찰결과가 보고되고 있다(심리학적으로 볼 때 명상이란 마음이 혼란에서 정신통일, 즉 무질서에서 질서로의 진행이라고 말할 수 있다). 이와 같은 상태에서는 이것이 촉진제가 되어 우리 생리체의 조직도 무질서에서 질서의 방향, 즉 알파 상태로의 역행이 가능하다는 것을 확신한다. 이것은 분명히 엔트로피의 역행이다. 이와 같은 현상에서 노화의 생화학적 지표도 역전될 수 있다는 것이며, 따라서 장수할 수 있는 물질적 기초가 확립된다.

계(系)의 무질서에서 질서로의 전환! 나는 이 현상을 '역엔트로피(Neg-entropy)'라고 감히 명명했다. 이것은 내가 만든 신조어지만 머지않은 장래에 인정받을 것임을 확신한다. 그 때문에 명상의 목표도 우리 몸의 네겐트로피 실현에 있다고 말할 수 있다.

따라서 이와 같은 현실 하에서 노화는 열역학적 견지로부터도 유동적이며, 변화시킬 수도 있는 것이다. 즉, 노화는 속도를 조절할 수 있으며, 잠시 정지시킬 수도 있을 뿐 아니라, 역전시키는 것도 가능하다고 생각한다. 부언하지만 노화를 억제하고 장수를 원한다면 먼저 우리 몸의 네겐트로피적 패러다임의 전환이 우선되어야 한다. 이것은 우리 뇌를 알파 상태로 전환시킴으로써 실현 가능하다. 즉, 배꼽호흡 건강법 실천으로 이룰 수 있다.

2. 네겐트로피-인간 영구자석(人間永久磁石)

엔트로피는 물리학적으로 볼 때 질서에서 무질서로 변화하는 현상이다. 모든 자연현상은 질서정연할 때보다 무질서할 때가 에너지적으로 경제적이다. 그렇기 때문에 자연계의 모든 현상은 가급적이면 무질서한 상태를 유지하는 쪽으로 흐른다.

네겐트로피는 이와 반대현상을 말한다. 자연의 순리에 반하는 현상이므로 엔트로피에서 네겐트로피로 전환하는 데에는 에너지가 필요하다. 따라서 외부로부터 힘이나 에너지(열)를 공급하지 않으면 안 된다.

내 전공은 금속공학이다. 금속공학은 일반적으로 금속재료학, 제련학, 금속물리학, 금속조직학 등 10개 부문으로 분류한다. 그중 내 담당분야는 금속조직학이다. 금속조직학이란 각각의 금속을 분자 또는 원자 상태에서 연구하는 학문이다. 예를 들면 강한 재료는 그 재료를 만드는 금속의 분자들이 조밀하게 나열되어 있고, 약한 재료는 느슨하게 나열되어 있다. 이것은 이 조직을 일반현미경으로 보아서는 잘 보이지 않지만, 전자현미경으로 약 10만 배 확대해서 보면 발견할 수 있다. 그러니 금속조직학이 발달하지 못한 이전에는 재료의 성질을 알려면, 그 재료를 일일이 당기거나, 구부리거나, 열을 가하거나, 전기를 통하거나 하여 그 강도나 전기저항, 기타 성질을 판단하였다.

그런데 현재는 그러한 성질을 일일이 파괴하거나 직접 실험하지 않고도 일단 그 재료의 분자나 원자배열을 전자현미경으로 보면, 그 재료가 강한가 약한가, 전기가 잘 통하는가, 열이 잘 통하는가 등 성질을 정성(定性)적으로 판단할 수 있다. 나는 금속조직학 분야에서도 특히 영구자석(永久磁石) 또는 전자석(電磁石) 등, 소위 우리가 지남철(指南鐵)이라고 부르는 철강재의 자석조직에 대해 연구한 바가 많다.

같은 영구자석이라고 해도 자력의 강도에는 천차만차가 있다. 이것은 전자석의 경우도 마찬가지이다. 우리는 일반적으로 강한 자력을 가진 자석을 선호한다. 그런데 강한 자석과 약한 자석을 전자현미경으로 보면 각각 그 조직이 다르다. 일반적으로 강한 자석일수록 철(Fe)분자의 배열(配列)조직에 질서가 있다. 자석이 약할수록 그 재료의 철분자는 지그재그로 무질서하다. 그 때문에 강한 자석을 얻으려면 철분자를 가급적 어떤 특수조직, 즉 강자석 패턴으로 전환시키는 것이 요망된다.

내가 여기서 왜 난데없이 영구자석 이야기를 들고 나왔는가? 그것은 뇌 전문 서적을 보니, 뇌의 조직과 영구자석의 조직에 공통점이 많다는 것을 발견했기 때문이다. 자력을 강화하기 위해서는 그 자석 재료의 조직을 강한 재료 패턴으로 변경해야 한다. 뇌도 활성화 상태(특히 알파 상태)에 있을 때, 그 조직은 어떤 패턴을 형성한다. 즉, 알파 상태에서 뇌세포 조직이 정연한 질서를 보인다. 뇌가 활성화할수록 이 뇌세포 조직이 질서정연한 쪽으로 변화하는 것이다.

나는 이와 같은 뇌세포 조직의 전자현미경 사진을 보고, 처음에는 이것을 영구자석 사진으로 착각했다. 그 조직 사진을 보는 순간 나도 모르게 환호성이 터져 나왔다. 그렇다! 뇌 상태를 활성화(알파 상태)시키려면 영구자석 강화법을 응용하면 될 것이 아닌가. 내가 왜 하필 금속공학에서도 조직학을 전공했는가! 그것은 하늘이 내게 내린 특별 선물이 아닌가? 정말 우연이라고 하기에는 너무나 신통하다. 이렇게 해서 그 이론은 오늘날 내 생활참선에서 뇌 강화 이론의 기초가 된 것이다.

이미 학창시절에 영구자석을 만드는 방법에 대해서 공부를 했을 것이다. 그때의 기억을 되살려보자. 여기 하나의 영구자석과 자력이 없는 여러 개의 못이 있다. 이 못을 자력이 강한 영구자석에 붙였다 떼었다를 수십 번 반복하면 그 못이 어느새 또 다른 영구자석이 되어 다른 못을 끌어당겨 자기 몸에 붙이는 것이다. 공업적인 경우는 영구자석 대신에 강력한 전자석을 이용하지만 그 근본원리는 일반 영구자석을 이용할 때와 같다.

자력이 없는 일반 못과 자석이 된 못 사이에는 어떤 차이점이 있을까. 자석이 된 못을 전자현미경으로 조직검사를 해보면 위치와 분자의 방향 면에서 못의 금속조직이 어느새 영구자석의 조직과 거의 일치하게 변화한 것을 알 수 있다. 무질서한 철 조직이 어떤 질서 있는 패턴으로 변화한 것이다. 다시 말해서 엔트로피에서 네겐트로피로의 변화가 진행된 것이다. 그렇다면 이 이론을 뇌 조직에도 응용하려면 어떤 수단을 써야 할 것인가? 그것이 생활참선의 근본적인 노하우이다.

만일 내가 금속공학, 그중에서도 금속조직학을 전공하지 않았더라면 어떻게 되었을까? 내가 아무리 열심히 참선 수련을 하더라도 생활참선과 같은 정신강화법(알파 상태 전환법)은 평생 발견하지 못했을 것이다. 과연 금속조직학을 전공한 나의 선택은 우연이었을까? 아니다. 이것은 내가 나의 사명을 완수할 수 있도록 영계에서 부여한 명령이라고 생각한다. 금속공학과 뇌 생리학은 네겐트로피에 의해서 상호 관련을 맺고 있는 것이다.

그렇다면 영구자석의 이론을 뇌에 적용시키는 방법을 생각해보자. 이론적으로 말해서 보통 베타 상태에 있는 일반인의 뇌를 알파 상태에 들어선 참선자의 뇌에 붙였다 떼었다를 반복시키면 베타 상태의 뇌도 영구자석처럼 알파 상태로 전환될 것이다. 하지만 현실적으로 전혀 실현 가능성이 없다. 어떻게 인간의 뇌를 서로 붙였다 떼었다 할 수 있겠는가? 그래서 여기에는 특수한 방법이나 수단이 필요하다. 즉, 엔트로피에서 네겐트로피로 전환시키는 노하우가 필요한 것이다.

　이 책은 그 방법을, 나의 뇌를 실험재료로 사용하여, 전자현미경 대신 뇌파측정기를 통해 20여 년간 연구한 끝에 완성된 그 노하우를 알기 쉽게 설명한 책이다.

3. 병이란 무엇인가?

　인간은 왜 병에 걸리는가? 한마디로 대답할 수는 없다. 하지만 생리학이 고도로 발달한 오늘날에는 세포의 변질에 원인이 있다는 것이 거의 확실시되고 있다. 이것은 20세기 말에 그 해독(解讀)이 완료된 유전자 공학에 의해서도 입증되고 있다. 여기에 대해서는 뒤에서 상세히 고찰하겠다. 다만 이 글에서는 여러분과 함께 건강 향상 수련에 들어가기에 앞서 왜 하필 건강 증진에 생활참선(배꼽호흡 건강법)이 필요한가에 대한 궁금증의 대략을 설명하고자 한다.

　현대과학에 따르면, 병의 원인을 크게 두 가지로 분류하고 있다. 그 하나는 스트레스이고, 다른 하나는 활성산소이다. 인간은 누구나 이 두 가지에서 해방되면 거의 대부분 병에 걸리지 않는다는 것이다. 그렇다면 문제는 간단하다. 스트레스나 활성산소를 피하면 될 것 아닌가! 그런데 현대를 사는 문화인들에게서 이 두 가지의 제거는 불가능에 가깝다. 스트레스나 활성산소에 대해서는 일반 상식화된 견해이기 때문에 설명할 필요가 없겠다. 다만 스트레스나 활성산소가 어떻게 병의 원인이 되는가를 짚어보자.

최근의 병리학적 해석에 의하면, 그것은 우리 인간의 신체를 구성하고 있는 세포와 관련된다. 인간의 신체는 약 60조 개의 세포로 이루어져 있다. 그런데 이들 세포에는 정해진 수명이 있는데, 세포의 수명 총계가 대략 120년 정도 된다는 것이다. 물론 이 기간에 각 세포는 50~60회의 분열을 한다. 이 분열횟수에도 한계가 있고, 장단이 있는 것은 물론이다. 여기에 대한 설명도 너무 전문적이 되기 때문에 생략한다. 그렇다면 남은 문제는 이들 세포와, 스트레스 또는 활성산소의 관계이다. 요점만 간단히 설명하겠다.

유전공학에 의하면, 우리가 스트레스에 시달리면 그 기관을 형성하는 세포의 위치가 변질된다. 다시 말해 각각의 세포들이 안정된 위치에서 옆으로 밀려나간다는 것이다. 그런데 그 밀려나가는 거리에는 한도가 있음이 알려졌다. 만일 스트레스가 심하여 세포가 이 한도 이상으로 밀려나가면 그 세포의 기능은 상실되고, 그 세포로 구성된 기관은 맡은 역할을 하지 못하게 된다. 그것이 결과적으로 병이 되는 것이다.

그런데 최근 유전자 분석결과 그처럼 밀려나간 세포도 그 한도거리 내에 있을 때 스트레스가 제거되면 제자리로 복귀한다는 사실이 밝혀졌다. 그렇다면 문제는 간단하다. 그 변질된 세포가 한도거리 내에 있을 때 우리 몸에 축적된 스트레스를 제거하면 변질된 세포는 다시 제자리로 돌아간다는 사실이다. 그렇게 되면 병도 사라진다. 그야말로 놀라운 발견이다. 활성산소의 경우 그 메커니즘이 다소 복잡하나 궁극적으로는 활성산소도 세포를 변질시킨다는 점에서 같은 결론에 도달한다.

그런데 현재까지 이와 같이 축적된 스트레스를 해소시키는 특효약이나 치료 방법이 없다. 우리는 각자 스트레스 해소를 위해 여러 가지 방법이나 수단을 쓴다. 술이나 담배, 각종 오락, 심지어는 도박까지도 스트레스 해소의 한 가지 수단이라고 볼 수 있다. 활성산소도 약품이나 각종 비타민, 각종 호르몬 등을 보급하여 그 활성도를 어느 정도는 중화시킬 수 있다.

그런데 활성산소는 대부분 인체 내부에서 발생한다(우리가 호흡하는 공기 중에도 약 2% 정도의 활성산소가 포함되어 있다). 동시에 인체 내에서 이 활성산소를 중화시키는 강력한 호르몬들을 분비한다는 사실이 알려졌다. 간에서 분비되는 SOD(Superoxide Dismutase)나, 앞에서 말한 바 있는 루이스 이그나로 박사에 의해 발견된 일산화질소 등이 그것이다. 그러나 이들 효소나 호르몬은 사람이 나이를 먹을수록 그 분비량이 감소한다는 결점이 있다. 그리고 항활성산소로 알려져 있는 비타민E, C, A 등도 건강보조약품으로 외부에서 보급되고 있으나, 인체에 미치는 활성산소의 작용을 완전 억제할 수 없다는 사실도 명백해졌다. 여기에 우리가 지금부터 수련하려는 생활참선의 필요성이 등장한다.

그런데 앞에서 언급한 것처럼 한림대학 송 박사 팀의 연구에 의해 우리 생활참선 수련회원들에게서는 일반인보다 배 이상의 일산화질소가 분비된다는 연구보고가 발표되었다. 그리고 아직 과학적으로 확증된 것은 아니지만, 경우에 따라서는 명상 수련이 스트레스를 해소한다는 보고도 있다.

내가 현재의 생활참선법을 고안한 때는 약 40년 전이다. 뇌의 알파 상태가 스트레스 해소에 상당한 영향을 일으킨다는 각종 연구발표에서 힌트를 얻었던 것이다. 나는 그것의 체험적 실현을 위해 약 10년간 내 머리에 뇌파측정기를 하루 다섯 시간 이상 부착하고 매일 연구함으로써 마침내 뇌를 강한 알파 상태로 만들 수 있는 특수 수련 방법을 고안하기에 이르렀다. 그리고 그 임상적 효력을 테스트하기 위해 히말라야 등지에서 목숨을 건 실험을 여러 차례 실시했다.

그 결과, 나는 이 수련법이 스트레스 해소에 가장 효과적이라는 것을 확신하게 되었고, 그 명칭을 '생활참선'이라 한 뒤 특허청에 상표 특허신청을 하고 허가를 받았다. 그러므로 이 방법은 명상법의 특수한 케이스에 해당한다.

특히 이 수련을 통해 내 건강이 경이적으로 향상되었다. 나는 88세인 지금도 10km를 한 시간 이내에 달릴 수 있다. 그러나 격한 운동을 하면 동시에 많은 양의 활성산소를 몸 안에서 발생시킨다는 사실이 알려졌기 때문에 80세 이후에는 중단하고 있다. 특히 신기한 것은 나이를 먹을수록 기억력이 향상된다는 사실이다. 이전에는 파이(π), 원주율 100자리도 잘 외우지 못하던 것이 이제는 몇 번 외우지 않아도 1,000자리까지 10분 이내에 암송이 가능하다. 물론 한국에는 아직 보급되지 않았지만 현재 세계 각국에서 원주율 암송 콘테스트가 매년 행해지고 있다. 그 기록이 몇만 자에 이르는 것으로 알고 있다. 그러나 기록 보유자들이 대부분 10세 미만이고, 나처럼 고령자는 없다고 한다.

내가 그만한 기억력을 유지하려면 적어도 내 뇌세포는 거의 손상되지 않았다는 이야기다. 그것은 결과적으로 치매 예방이 가능하다는 말이다. 앞으로 생활참선 수련자들이 이 수련으로 성인병이 다소 예방되고 병의 괴로움으로부터 해방될 수 있다면 그 이상 기쁜 일이 없을 것이다. 다행히 나하고 인연이 있어 이 책을 입수하신 분들은 열심히 이 수련을 체험한 다음 각자 판단을 내리기를 간절히 바라는 바이다.

4. 유전공학으로 본 배꼽호흡 건강법

21세기는 기술정보 IT(Information Technology) 시대라고 불리고, 각국 모두 신기술 개발 및 그 상업화에 대단한 노력을 기울이고 있다. 그러나 최근 그 IT기술을 훨씬 앞질러가는 신기술이 등장하여 세인의 커다란 관심사가 되고 있다. 그것은 바로 유전자, DNA, 게놈에 관한 기술 GT(Genome Technology)이다. 따라서 인류는 GT를 어떻게 활용하는가 하는 신산업의 시대, GT혁명을 눈앞에 두고 있다. '사람 분자생물학', '생명공학' 연구 등이 그 좋은 예이다. GT혁명은 곧 생명과학 혁명을 예고하고 있다. 그러므로 인간의 노화나 질병도 예외가 될 수는 없다. 따라서 이 글도 그러한 맥락에서 해설할 것임을 이해해주기 바란다.

사람의 노화를 촉진시키는 가장 큰 인자는 당뇨병, 고혈압 등의 성인병이다. 그런데 이제까지는 의사들이 이들 병을 치료(medical treatment, management)하였지 치유(recovery, cure)하지는 못했다. 그러나 앞으로는 유전자 의학의 발달로 유전자를 알게 되면 이들 병의 예방도 가능할 뿐 아니라, 또 병에 걸려도 완전한 치유가 가능할 것이다. 즉, 장래에는 사람은 누구나 병으로 죽지 않고 다른 야생동물처럼 천수(天壽)대로 자연사하게 될 것이다. 그러면 머지않은 장래에 사람의 수명은 120~150세로 연장될 것이다. 물론 이것은 의사들이 말하는 것처럼 그리 쉽지는 않지만, 그렇다고 불가능한 일은 아니라고 나는 생각한다. 그렇다면 사람은 왜 병에 걸리는가?

유전자 의학에 의하면, 사람이 병에 걸렸다는 것은 사람의 세포가 병에 걸렸다는 것이다. 그러면 세포는 왜 병에 걸리는가? 그것은 세포가 변질되었다는 이야기이다. 즉, 간이 병들었다는 것은 간세포가 변질되었다는 말이다. 다시 말해 간세포에 문제가 생긴 것이다. 따라서 간세포의 변질을 원상복구시키면 병도 원상복구가 가능하다는 결론이다.

(1) 유전자 의학의 개요

간이 병들었다는 것은 간세포가 기능을 상실했기 때문이다. 그렇다면 이 간기능을 컨트롤하는 것은 무엇인가? 바로 유전자이다. 동물의 모든 세포 안에는 염색체가 있다. 사람의 경우에는 약 36,000개의 유전자를 가지고 있다. 이 유전자는 한마디로 사람의 각종 기능이 저장된 컴퓨터이다. 염색체가 컴퓨터의 하드디스크라고 하면, 유전자는 소프트디스크라고 말할 수 있다. 각 유전자에는 그 사람에 대한 모든 정보가 입력되어 있다. 그런데 이와 같이 입력된 유전자는 인체가 완전히 구성된 후에는 누구나 꼭 같이 행동하지는 않는다. 컴퓨터도 운영하는 사람의 조작에 따라 서로 다른 기능을 발휘하는 것과 같다.

즉, 사람의 환경, 생각, 행동 등에 의해 서로 다르게 그 기능을 나타낸다. 모든 생물의 세포 가운데는 핵이라는 중심체가 있고 핵 안에는 염색체가 있다. 염색체는 같은 것이 두 개의 쌍으로 이루어져 있으며, 이것이 핵 가운데 22쌍의 상염색체와 1쌍의 성염색체를 포함하여 도합 23쌍으로 되어 있다. 따라서 모두 46본이다. 이 염색체 안에 핵산(DNA)이 들어 있다. 염색체는 실로 DNA의 덩어리다. 한 개의 핵에 포함되어 있는 염색체의 '의미'가 있는 DNA를 '유전자'라 부르고, 게놈은 유전자(Gene)와 염색체(Chromosome)를 합친 조어(造語)이다. 따라서 모든 정보는 여기에 프로그램되어 있다. 때문에 이것을 분석하면 병은 물론 모든 정보를 알 수 있다.

우리는 이 세상에 태어날 때 이미 자신의 신체변화의 설계가 정확하게 확정되어 있다는 사실을 알았다. 이 타임스케줄을 앞으로 어떻게 일상생활에 활용할 것인가는 미래의 문제이다. 그러니 우리 몸은 이와 같은 타임스케줄이 정확하게 입력된 컴퓨터에 불과하다. 다만 이 컴퓨터는 사람이 작동시키지 않아도 자동적으로 나타나지만 사람의 내부와 외부로부터의 자극 여하에 따라 출현 시기, 출현 상태 등을 컨트롤할 수 있다는 것이 특징이다. 아무튼 앞으로 각 개인에 대한 분석이 해명되면, 우리는 장차 나타날 수 있는 각종 질환으로부터 해방될 수 있을 것이라고 학자들은 전망한다.

유전자 과학은 분자생물학의 본체이다. 이 학문은 20세기 후반부터 시작되었다. 그 가장 빛나는 성과가 DNA→RNA→센트럴도그마(일반원리) 형성 과정으로 모든 유전정보의 전달 과정이 명백하게 해명된 사실이다. 이 이론의 확립에 결정적인 공헌을 한 사람은 윗슨과 크릭이라는 천재적인 분자생물학자들이다. 그들이 그 아름다운 DNA의 이중(二重)나선구조 모델을 발견한 것은 1953년이었다. 이 위대한 발견이야말로 오늘날의 '인간 게놈 해독' 연구의 원점이다. 그들은 이 공로로 1962년 노벨상을 수상한 바 있다.

이 논문의 원명은 〈DNA구조의 유전학적 의미(J. D. Watson and F. H. Crick, Genetical ipmlication of the structure of deoxyribonucleic acid, Natrue, 171:964~967, 1953)〉이다. 나는 생물학자는 아니지만 이 논문을 50년 이상 지난 오늘날 읽어보아도 유전자의 실체, 복제(replication)의 기구, 전사(transcription)와 번역(translation)에 의한 단백질 합성의 형성 과정, 유전정보의 전달기구 등에 관한 사료 깊은 추론은 실로 경이적이라고 말할 수 있다. 그들의 독창성과 선견성(先見性)의 위대함에는 놀라움을 감출 길 없다. 2003년 4월 13일에는 '인간 게놈'을 포함한 30억 개 염기(鹽基)의 모든 배열결정과, 모든 유전자의 해독이 완성되었다. 이 게놈 암호의 해독으로부터 '사람 분자생물학'이 폭발적으로 전개될 것이다. 이는 당연히 인간의 질병원인 규명과 그 치유에 획기적인 공헌을 할 것이 기대된다.

게놈이란 세포 내의 핵에 존재하는 염색체 한 쌍을 말하며, 그것을 자세히 보면 DNA(디옥시리보오스 핵산)라는 화학물질로 구성되어 있다. 이중에서 단백질을 만들어내는 부분을 '유전자'라고 부른다. 그러므로 유전자는 '단백질을 만드는 암호'라고 말할 수 있다. 내가 강연할 때마다 그 해설에 애를 먹는 것 중 하나는 유전자와 DNA는 어떻게 다른가 하는 질문이다. 이 기회에 그것에 대해 조금 과학적인 해설을 가하겠다.

DNA 중에서 유전정보를 가진 어떤 '의미'가 있다고 생각되는 DNA는 한 개의 염색체 중에서 5% 정도이다. 이 부분을 '엑슨 (exon)'이라고 부른다. 남은 95%는 현재로서는 생물학적으로 '의미' 있는 정보전달에는 관여하지 않는다. 이를 '인트론(intron)'이라고 부른다. 따라서 인간 게놈에서 이 엑슨 부분에서는 '유전자=DNA'라고 믿어도 좋지 않을까 생각한다. 이 숫자는 현재까지 알려진 것이 32,000~35,000개에 불과하다.

우리 인체에는 약 60조 개의 세포가 있고, 각 세포는 모두 염색체를 갖고 있다. 염색체에는 DNA가 이중 나사로 꼬여 있다. 이 DNA는 A(아데닌), C(시토신), G(구아닌), T(타민)의 네 가지 문자(염기)로 구성되어 있다.

이 글자 순서가 단백질 구성을 위한 전사 및 번역 과정에서 미스프린트가 되기 쉽다. 그러면 정상적인 단백질이 구성되지 못하고, 그 세포는 변질된다. 세포가 변질되면 세포는 그 기능을 상실하고 병에 걸린다. 세포가 병에 걸리면 그 세포로 이루어진 사람이 병에 걸리는 것은 당연한 이치이다. 좀더 전문적으로 말하면 유전자의 염기(鹽基)배열이 변화하면(돌연변이) 그 유전자는 이상단백질을 만들고, 그 작용이 변질되어 병의 원인이 된다. 그러나 염기배열이 원상복구되면 세포는 재생되고 따라서 그 사람의 병도 치유된다.

(2) 유전자의 성질

그런데 문제는 이 유전자가 갖는 염기 ACGT는 아주 불안정하여 조그마한 내부 또는 외부의 자극에도 취약하고, 그런 자극이 반복되면 쉽게 미스프린트된다는 점이다. 그렇다면 이 글자들에 가장 크게 반응하는 것은 무엇인가?

첫째로, 각종 특수 화학물질(발암물질 등)이다. 담배에 포함되어 있는 니코틴, 각종 약품, 알코올 등도 그중 하나다. 또 우리 주위에서 득실거리는 온갖 가공식품, 그것들이 가지고 있는 각종 환경호르몬 등등 실로 다양하다. 둘째로, 엑스레이, 일광 중의 자외선 같은 특수 전자파이다. 셋째로, 활성산소의 해이다. 우리들은 일상생활에서 이와 같은 화학물질이나 음식물 또는 전자파 등을 가급적 멀리해야 하고, 활성산소에서 해방되기 위해 과격한 운동을 피하고, 또 음식물의 과식(소화하는 데 다량의 산소가 필요하다)을 경계해야 한다. 그러면 각종 성인병이나 암으로부터 해방될 것이라고 믿어왔다. 그런데 현실은 어떠한가?

물론 약간의 효과는 있을는지 모르지만 여전히 이 병들은 크게 줄어들지 않고 있다는 사실에 놀라지 않을 수 없다. 그 후 과학자들은 이들 유전자를 자극하는 다른 인자(因子)를 찾기 시작했다. 그런데 위의 사항보다 가장 강하게 세포 변질에 영향을 주는 것이 현대 문명의 발전으로 야기된 각종 정신적 불안, 소위 '스트레스'라는 것이 밝혀졌다. 스트레스는 앞서 설명한 인자들보다 유전자에 미치는 영향이 훨씬 크다는 사실도 명백해졌다.

이상에서 말한 바와 같이, 과학자들은 어떤 이유로 세포가 변질되는가 하는 원인은 찾아냈지만, 어떻게 하면 변질된 세포들을 원상 복구, 즉 재생시키는가 하는 문제에 대해서는 속수무책이다.

그 때문에 등장한 것이 인간 게놈 해독(解讀) 문제이다. 게놈, 곧 '생명의 청사진' 해독 연구는 국제 협력기구로 1993년에 시작되었고, 2003년에는 전 문자가 해독되었다.

2000년 6월 26일, 국제 해독 팀은 30억의 문자(염기)로부터 구성된 인간 게놈 시퀀싱(게놈 염기배열의 결정)을 대략 완성했다고 발표했다. 이 역사적인 발표에는 전세계 주요 언론기자들은 물론, 미국의 클린턴 대통령과 영국의 블레어 총리도 참석했다. 그러나 그 방대한 데이터로부터 생물학적으로 유익한 정보를 추출(抽出)하는 데는 그 후 6개월 이상의 시간이 걸렸다. 결국 2001년 1월에야 〈인간 게놈의 예비적 시퀀싱과 해석(Initial sequencing and analysis of the human genome)〉이라는 논문이 2월 25일 《네이처》지에 발표되었다. 그리고 여기에 사용한 염기배열의 개요판이 발표되었다. 이것은 미국, 영국, 일본, 프랑스, 독일, 중국 등 6개국 16그룹 3,000 여 명 연구자들의 영지(英智)에 의해 창출된 것이다.

시퀀싱의 순서로서는 인간 게놈을 단편화하고, 그 단편을 해독하여 연결시킨다. DNA의 단편을 염색체별로 정렬한 지도(물리지도)에 관해서도 《네이처》지 〈인간 게놈의 물리지도(A physical map of the human genome)〉에서 발표되었다. 그러나 이와 같은 시퀀싱의 해독이나, 물리지도가 완성되었다 하여 이 계획이 완전히 끝난 것은 아니다. 2001년 5월에 개최된 국제 전략회의에서는 포스트 게놈프로젝트 중 많은 과제가 검토되었고, 2003년 봄까지 모든 염색체를 완성한다는 노력 목표가 재확인되었다(2003년 4월 15일 완성, 이로써 의학계의 대혁명이 예상된다).

이상과 같이 유전자를 완전해독하면 각자의 성격 차이며, 각종 질환의 원인이 되는 유전자의 정보를 알 수 있을 뿐 아니라, 질병 발생원인을 사전예방할 수도 있다. 또 정도에 따라서는 질병을 완전치유(recovery)할 수도 있다.

(3) 세포의 활성화 방법

그렇다면 변질된 세포를 재생하고 원상복구시키려면, 어떻게 하는 것이 좋은가? 앞으로 '인간 게놈' 모두가 해독된 후에는 어떤 묘수가 나타날지 예측할 수 없다. 사람은 세포로 구성되어 있고, 세포는 유전자 덩어리다. 그런데 글자는 우연히 만들어진 것이 아니다. 글자는 뜻을 포함하고 있다. 따라서 유전자는 그 글자의 뜻에 반응한다. 때문에 유전자는 진실한 뜻과 필요에 반응한다. 진실한 뜻과 필요가 있을 때 세포는 활성화되고 따라서 세포가 재생된다는 것이 오늘날 일부 과학자들의 주장이다. 또 이상구 박사는 유전자가 진실한 '사랑'에 반응한다고 주장하고 있다. 그러나 여기에는 여러 가지 의문이 있다는 것을 독자들도 느낄 것이다. 유전자가 반응할 수 있는 뜻과 필요와 사랑이란 어떤 특정한 환경 하에서는 타당할지 모르나, 보편성이 없다. 다시 말해 재현성이 희박하다. 재현성이 희박한 사실은 과학적이라고 말할 수 없다. 때문에 이상의 주장으로써는 기대하는 성과를 획득하기 힘들 것이다.

한편 유전자는 그 사람의 스트레스에 강하게 반응한다. 즉, 각 개인의 정신상태에 민감하게 반응한다. 따라서 이 문제는 정신면에서 그 해결책을 찾는 것이 타당하다고 생각한다. 그렇다면 세포의 변질을 예방하고, 또 재생을 이루려면 어떻게 하는 것이 좋을까? 그것은 세포가 싫어하는 일은 하지 말고, 세포가 좋아하는 일을 열심히 해주면 된다. 앞에서도 말한 바와 같이 세포는 특수 화학물질, 발암물질, 각종 약, 담배, 술 등을 싫어하고, 또 과격한 운동과 과식(활성산소)도 싫어한다.

그러면 세포가 가장 좋아하는 것은 무엇인가? 내가 이제까지 조사한 바에 의하면 스트레스 해소이다. 이 스트레스 완전해소에 의해 세포의 변질이 예방되고, 또 재생도 가능하다. 이처럼 인간이 세포의 괴로움을 덜어주면 세포도 인간에게 보답한다. 회춘과 장수가 그것이다. 세포에 반복하여 자극을 주면, 세포는 그 자극에 견딜 수 없어 결국 죽음을 택하든가 또는 암으로 변해 죽음을 피하는 길밖에 없다.

세포분열에는 한계가 있고, 세포는 그 수명이 다하면 사멸한다. 이것을 아포토시스(apoptosis)라고 부른다. 이것은 이미 유전자 프로그램에 예정된 사망이다. 이와 반대로 프로그램되어 있지 않은 세포의 사망을 네크로시스(necrosis)라고 부른다. 타살, 또는 사고사가 여기에 해당한다. 그러나 암으로 변한 세포도 인간 자체가 죽으면 죽어버린다.

5. 생활참선 수련에서 발현하는 각종 현상의
유전공학적 검토

우리는 앞에서 세포의 변질을 촉진시키는 많은 화학물질, 전자파, 활성산소 등에 대해 그 대책을 검토했다. 그러나 이와 같은 각종 수단을 억제했다고 하여 과연 세포의 변질을 막을 수 있을까? 이것은 이제까지의 경험에 비추어볼 때 그리 큰 효과가 없다는 사실을 알 수 있다. 그렇다면 해결책은 적극적으로 질병억제 유전자를 ON 쪽으로 컨트롤하여 활성화시켜주는 것이라고 생각한다.

나는 오랜 기간의 생활참선 수련을 통해 유전자는 무의식에 강하게 반응한다는 사실을 발견했다. 때문에 무의식을 의식적으로 컨트롤할 수 있다면 문제는 해결될 것이다. 그러나 무의식을 의식적으로 컨트롤할 수 있는 방법을 알아낸 사람을 아직 본 적이 없다. 나는 오랫동안의 생활참선 수련을 통해 의식을 강력하게 집중하고 그 집중한 의식으로 무의식을 컨트롤할 수 있는 방법을 체험적으로 확인하였다. 하지만 이것만으로도 약간의 효과는 있으나 기대하는 무의식 컨트롤은 어렵다는 사실을 발견했다. 그러다가 실로 수많은 노력과 시간을 쏟아 부은 결과, 끝내 그 방법을 체득하였다.

우리는 렌즈로 종이를 태우고자 할 때, 종이에 먹칠을 하면 그 먹칠한 부분이 더 쉽게 탄다는 사실을 알고 있다. 빛의 파장과 색의 흡수 능력에는 긴밀한 물리학적인 연관이 있기 때문이다. 집중하고 있는 의식과 무의식의 사이에도 이와 같은 관련, 즉 무의식을 자극하는 데 효과적인 또 하나의 인자가 필요하다.

생활참선에 있어서도 무의식에 먹칠하는 것과 같은 법칙이 존재할 것이다. 나는 오랜 체험을 통해 그 먹칠하는 방법을 확립했다. 이 수단이야말로 우리 생활참선의 열쇠이자 핵심이다. 이는 불교에서의 화두와 깨침에 해당한다. 깨침도 오랜 수련 끝에 얻어지는 것과 마찬가지로 이것도 오랜 수련이라는 예비단계가 필요하다.

그러나 내가 발견한 방법이 과연 올바른 것인지 테스트할 방법이 없다. 그것은 특수한 환경이 아니면 실험이 불가능하기 때문이다. 가장 확실한 방법은 본인이 직접 실시하고 몸소 테스트하는 것이다. 내가 고령임에도 불구하고 히말라야나 킬리만자로에 오른 것도 이 무의식에 대한 집중의식 강도의 반응을 테스트하기 위해서였다는 것은 앞에서도 말한 바 있다. 그렇다 해도 이와 같은 실험은 아무나 함부로 할 것은 못 된다. 꼭 할 필요가 있으면 생명보험에 가입한 다음 실행하는 것이 무난할 것이다. 실로 목숨을 건 실험이다. 그리고 이 실험이야말로 생사의 기로에 서지 않으면 발현하지 않는다는 사실은 다음 설명으로 이해될 것이다.

사람은 생사의 기로에 접하면 소위 초능력을 발휘한다. 예를 들면 "난리에 앉은뱅이 없다"는 말이 있다. 난리가 일어나 적병이 총을 쏘면서 쳐들어오면 평소에 서지도 못하던 앉은뱅이가 보통사람과 같이 일어나 도망친다는 이야기다. 그러나 그 앉은뱅이도 위기를 벗어나면 도로 앉은뱅이가 된다. 이것은 무의식적으로 일어난 사실이고, 본인도 언제 그런 현상이 일어났는지 의식하지 못한다고 한다.

나는 월남전에 참전한 부대장을 통해 이런 현상이 월남전에서도 종종 일어났다는 사실을 들었다. 얘기인즉, 행군하던 장병들이 길가에서 쉬고 있는데 별안간 적군이 쳐들어왔다. 휴식 중이라 무방비 상태였던 장병들은 허겁지겁 달아날 수밖에 없었다. 잠시 후 상황이 해제되어 장병들을 소집해보니 그들은 평상시 같으면 엄두도 못 낼 높이 1미터 이상의 정글 위를 뛰어넘어 도망친 것이다. 더구나 50~60kg의 배낭을 어깨에 메고 말이다. 그러나 그들이 어떻게 정글을 넘어왔는지 기억하는 사람은 한 사람도 없었다. 물론 지휘관도 기억에 없다는 것이다.

또 다른 예로 어마어마한 무게를 들어 올린 초인적인 중년부인의 이야기를 들어보자. 이것은 신문에 소개된 것으로 그 신빙성이 더하다. 만약 체중이 57.3kg인 중년부인이 1,632kg나 되는 물건을 들어올렸다고 하면 사실이라고 믿을 사람은 없을 것이다. 그러나 1960년 4월 25일, 미국 폴로리다 주의 템파에서 한 부인은 이를 실현시켜 많은 사람들의 화제를 모았다. 16세의 한 소년이 잭(Jack)으로 받쳐 올린 트럭 밑에서 놀다가 잭이 미끄러져 내리는 바람에 자동차 바퀴 밑에 허벅지가 깔려버렸다. 주위에 있던 청년들이 모두 힘을 합해 트럭 바퀴를 들려고 해도 꼼짝하지 않았다. 그런데 이 사실을 알게 된 소년의 어머니는 무의식중에 집에서 뛰어나와 청년들을 물리치고 양손으로 소년을 깔고 있는 자동차 바퀴를 번쩍 들었고, 그제야 청년들은 소년을 끄집어내어 목숨을 구했다. 뒤에 트럭의 무게를 재보니 1,632kg이나 되었다.

이와 같은 물리법칙에 어긋나는 일은 어떻게 발생하는 것일까? 뒤에 조사해보니 소년의 어머니는 척추뼈 몇 개에 금이 갔을 뿐 별다른 이상은 없었다. 과연 이와 같은 현상을 의식의 상태에서 만들어낼 수 있을까? 이것은 상식적으로 불가능하다.

나는 이와 같은 실험을 히말라야 메라피크 마지막 등정에서 6,150~6,645m(495m)를 로프로 올라갈 때, 영하20℃의 한파와 초속 10m 이상의 강풍, 그리고 지상의 절반도 안 되는 저산소와 싸우는 순간 체험하였다. 또 2002년 킬리만자로 마지막 등정에서도 같은 경험을 했다. 사람이 생사의 기로에 선 순간 초능력이 발휘된다는 사실은 앞에서 설명하였지만, 나는 당시 악성이질에 걸려 3일 동안 거의 음식물을 먹지 못하고 일반 사람 같으면 서지도 못할 상태였다. 그 순간 의식적으로 내 정신상태를 강력한 집중 상태로 만들고, 동시에 무의식에 먹칠함으로써 유전자 컨트롤에 성공한 것이다. 내가 기진맥진한 상태에서 별안간 벌떡 일어나 누구보다도 앞장서

200m 높이인 우후르봉 정상에 우뚝 선 것은 실로 무의식과 유전자 컨트롤 덕분이다.

무의식과 유전자 컨트롤을 들어보지 못한 사람들은 내가 초능력을 발휘했다고 믿고 있으나, 이것은 초능력이 아니라 당연한 결과이다. 이 경험을 통해 나는 의식적인 무의식 컨트롤에 성공했다. 즉, 의식적으로 무의식에 먹칠하는 실험에 합격한 것이다.

심리학자들은 이런 일은 무의식 상태가 아니면 일어날 수 없는 현상이라고 말한다. 그러나 우리 과학자들은 이와 같은 단순한 설명에는 긍정할 수 없다. 생리학자들이 다년간 연구한 끝에 마침내 뇌의 특수상태에서 '뇌하수체'에서 분비되는 호르몬의 작용으로 그와 같은 초자연적 현상이 가능해졌다는 것이 밝혀졌다. 이와 같은 뇌내물질을 총칭하여 '오피오이드(opioid)' 라고 부른다. 이 오피오이드는 유전자의 변이에 의해 유발된다는 사실도 알려졌다. 일본 교토(京都) 대학 약학과 교수인 사토 히로마치 박사는 이와 같은 뇌내물질은 사람의 생사와 같은 아주 위급한 상황이나, 고승들의 오랜 수련 끝에 얻어진 '깨달음의 경지'에 도달했을 때 분비된다고 말한다.

우리는 앞에서 이와 같은 오피오이드가 분비될 수 있는 정신상태와 거기에 수반하는 생리적 현상도 알았다. 이제까지 알려진 오피오이드 중에서 가장 강력한 호르몬은 알파엔도르핀이라는 사실도 밝혀졌다. 이 호르몬이 육체에 미치는 영향이 일반인들에게는 초능력으로 비칠 뿐이다.

여기서 말하는 위급한 상황이나 고승들의 오랜 수련 끝에 얻은 깨달음의 순간 같은 것을 나는 '고도로 집중된 무의식의 순간'이라고 확신한다. 이와 같은 상태가 아니면 유전자는 이동하지 않는다. 생활참선 수행 중에는 우리가 모르는 사이에 이와 같은 현상이 수시로 일어났다 사라졌다 한다. 다만 이런 순간을 각자가 자각하지 못할 따름이다. 그런 순간 여러분이 역도시합이라도 한다면 누구나 세계신기록을 수립할 수 있을 것이다. 즉, 누구나 비공식 올림픽신기록 보유자가 되다 말다 할 것이라는 이야기다.

이런 현상은 그 순간 오피오이드가 발생했다는 증거이고, 이것은 곧 우리 몸의 유전자가 강화되는 순간이다. 그리고 이와 같은 현상은 개개인의 수련 중에는 잘 나타나기 어렵다는 사실도 최근 '집중의식' 연구자들에 의해 밝혀졌다. 이 집중의식이란 술어는 현대심리학의 획기적 현상으로 심리학계를 긴장시키고 있다. 우리도 이 사실에서 집단훈련의 중요성을 인식할 수 있다.

이전에는 군중의식과 집단의식을 크게 구분하지 않았다. 군중의식의 ⊕를 군중심리로, 또 ⊖부분을 집단심리로 분류하고, 군중심리를 선동용으로, 집단심리를 종교인이나 일반인들이 수련용으로 이용해왔다. 그리고 군중의식은 리더의 파장에 군중의 파장이 동조하여 증폭되고, 집단의식은 이와 반대로 리더의 의식에 동조하여 군중의 파장이 상호 상쇄하여 의식이 약화된다는 것이, 이제까지의 심리학자나 물리학자들의 설명이다. 하지만 나는 이런 의견에 크게 동의하지 않는다.

군중의식은 빠른 베타파 또는 감마파 영역에 속하고, 집단의식은 느린 알파파에 속한다. 따라서 전자는 흥분 상태의 확산이지만, 후자는 극도의 이완 상태의 확산이다. 알파, 베타, 감마 파동은 그 파장보다 주파수가 의식 상태의 변화에 더욱 영향을 미친다는 사실은 물리학도 인정하는 바이다. 양자 모두 정도의 차이는 있지만 오피오이드 호르몬에 의해 그 작용이 좌우될 것이다.

군중심리 확산에 리더의 능력이 커다란 영향을 미치는 것처럼 집단의식 발현과 확산에도 지도자의 능력이 절대 필요하다. 양자 모두리더의 파워에 따라, 그 강도와 내용이 다르게 전달된다. 마찬가지로 우리 수련에서도 집단의식의 발현이 대단히 중요할 뿐만 아니라수련의 향상 속도와 내용도 달라진다. 즉, 우리 수련도 적은 인원보다 많은 인원이 집단으로 수련하는 것이 효과적이고, 또 우수한 지도자가 필요하다는 사실도 알 수 있다.

서론이 길었다. 이제 본론으로 들어가자. 생활참선 수련자에게 가장 큰 관심사는 센트럴도그마의 활성화에 있다. 이것만 활성화되면우리는 모든 병에서 해방될 뿐 아니라 노화진행을 억제할 수 있기때문이다. 이와 같은 오피오이드 호르몬에 의해 우리의 센트럴도그마, 즉 DNA→RNA→복제(replication)→전사(transcription)→번역(translation) 과정이 활성화되는 것이다. 이 일련의 과정에서 염기한 글자라도 미스프린트하면 고혈압, 당뇨, 암 같은 성인병에 걸린다(대부분의 사람들은 이 순간에 미스프린트를 일으킨다는 사실이 게놈 연구에서 확인되었다).

만일 어쩌다가 미스프린트가 일어나도 이 센트럴도그마의 활성화만 이루어진다면 이와 같은 미스프린트를 원상복구시킨다는 것이 내 의견이다. 우리가 실행하고 있는 수련은 이와 같은 고차원적 원리에 입각한 과학적인 방법이라는 것을 명심하기 바란다.

의식적인 무의식 컨트롤! 무의식에의 먹칠! 이와 같은 발상은 적어도 현재까지는 나를 제외하고는 아무도 연구하지 않는 고유의 학설이다. 그러나 언젠가는 과학적으로 증명되리라는 점을 의심하지 않는다. 그리고 아무리 유명한 생리학자라도 생활참선 숙련자가 아닌 사람은 이 연구에 엄두도 낼 수 없다. 이것은 자신을 실험도구로 사용할 때에만 가능하기 때문이다.

이상과 같이 우리 생활참선 수련자들은 의식적이든 무의식적이든 그 핵심이 유전자 컨트롤에 있다는 사실을 잊어서는 안 된다. 우리는 오직 1분을 하면 1분만큼, 5분을 하면 5분만큼 우리 몸의 세포가 활성화된다는 신념, 즉 우리 몸의 질병이 예방되고, 노화가 억제된다는 사실, 심지어는 회춘까지 가능하다는 사실을 확신하고 생활참선을 실시하면 된다. 그러나 아무리 무상미묘법(無上微妙法)도 본인이 이 법과 평생을 함께할 것을 실천하지 않는다면 오직 그림의 떡에 불과하다.

그렇다면 최종적으로 남은 문제는 세포 활성화에 가장 효과가 큰 스트레스 해소법이다. 그것은 현재 내가 지도하고 있는 생활참선을 꾸준히 수련하면 가능하다.

앞서 설명한 바와 같이 질병이 발생하는 원인이 유전자변질에 있고, 그 때문에 질병치유의 방법 또한 질병억제 유전자 강화(ON)에 따른 유전자변질 회복에 있다는 사실을 납득했을 것이다. 결국 유전자변질 회복 방법에 있어서는 생활참선이 가장 효과적이라는 것이 나의 주장이다.

6. 200세 장수론 - 그 유전공학적 해설

생활참선 수련이 지향하고 있는 첫째 목표는 축적된 스트레스 해소에 있다는 사실은 앞서 충분히 설명하였다. 이것은 출장식(出長息)호흡을 통해 스트레스를 해소하여 피를 정화하고(이것은 알파 상태에서 분비되는 베타엔도르핀 작용에 의한다), 피라미드 자세에 의한 단전의 자극으로 내장을 활성화시킨다. 또 리듬호흡과 수식관에 의한 정신집중(변성의식 형성)을 통해 정신통일을 이룬다. 이러한 삼위일체에 의해 신체의 기능 강화와 면역력 향상에 필요한 각종 호르몬이 분비된다는 사실도 알려졌다. 면역력이 강화되면 당연히 병에 걸리지 않는다. 여기에 생리적인 자연치유력도 가담한다. 이러한 상태를 우리는 건강체라고 부른다.

그렇다면 이것만 이루어지면 사람은 누구나 천수(天壽)를 누릴 수 있는가? 결론부터 말하면 그것은 불가능하다. 기껏해야 90~95세까지는 장수를 누릴 수 있겠지만 그 이상은 불가능하다. 그렇다면 그 이상의 수명을 좌우하는 인자는 무엇인가? 그것은 유전자의 성질, 즉 세포분열의 횟수와, 그 횟수를 컨트롤하는 염색체 양단에 있는 테로메아에 밀접하게 관련된다. 장수의 비밀열쇠는 여기에 존재한다.

세포에는 수명이 있다. 이것은 '헤이브릭' 이라는 젊은 세포 생물학자에 의해 1961년 발표되었다. 즉, 세포는 결국 사망한다는 이야기다. 사람의 피부에서 떼어낸 한 개의 세포는 배양기술만 좋으면 일주일에 1회 정도 분열하면서 커진다. 그러나 30~60회 분열한 후 더 이상 분열하지 않는다. 이것을 '헤이브릭 한계' 라 부른다.

사람 성인의 세포는 약 60조 개이다. 세포핵(核) 가운데는 염색체가 있다. 그 염색체의 양쪽 끝에는 '테로메아(그리스어로 말단 부분)' 라는 부분이 있다. 염색체는 DNA 덩어리다. 테로메아라는 염색체의 말단 부분도 DNA이다. 1990년의 연구에 따르면 이것이 세포가 분열할 때마다 짧아진다는 사실이 밝혀졌다. 따라서 테로메아의 길이를 알면 그 생물의 나이를 측정할 수 있다. 염색체가 짧아진다는 사실은 염색체 말단 부분의 DNA가 단축되고 테로메아도 짧아진다는 이야기이다.

1998년 초, 불로불사의 신약 개발 실험에 성공했다는 소식에 온 매스컴이 떠들썩했다. 특히 미국의 경제계가 가장 큰 영향을 받았는데, 이 신약을 발표한 바이오벤처의 주가가 폭등한 것이다. 이것이 '테로메아제' 라는 효소(酵素)이다. 즉, 테로메아의 신장(伸長)효소로서 테로메아가 나이와 더불어 단축되는 것을 방지하는 역할을 하는 약이다. 테로메아의 단축을 인공적으로 컨트롤하는 신약의 개발,

만일 이 약이 사람한테 응용된다면 노화를 방지하는 획기적인 불로 장수의 약이라는 것이다. 적어도 현재의 수명을 몇 배 연장시킬 수 있다는 것이다.

분열세포에 있어 테로메아가 가령(加齡)을 측정하는 척도라는 점은 확실하다. 그리고 테로메아가 없어지면 세포는 더 이상 분열을 중지하고 사망한다. 세포의 사망은 곧 그 개체, 즉 신체의 사망을 의미한다. 테로메아는 유전자의 복사에 필요한 물질이다. 이때 종종 미스프린트가 일어난다. 세포라는 것은 오래되면 수리가 불가능하다. 그러면 새로운 세포를 분열시킨다. 이와 같은 현상을 센트럴도그마라고 부른다. 센트럴도그마라고 하는 것은 DNA 정보 또는 기호(記號) 그 자체이며, 그 정보는 DNA→ RNA→단백질이라는 아이디어이다.

이리하여 하나가 두 개가 되고, 두 개가 네 개가 된다. 이런 방식으로 죽은 세포를 보충한다. 때문에 세포의 총 수(약 60조)는 항상 변함이 없다. 이렇게 세포를 복사할 때마다 테로메아가 짧아진다. 그리고 최후에는 테로메아가 없어지고, 그 결과 유전자를 복사할 수 없다. 이러한 현상으로부터 인간의 수명은 테로메아의 길이와 밀접한 비례관계에 있다는 사실을 알 수 있다. 테로메아의 길이가 같다면 세포의 사망속도가 늦은 사람일수록 장수한다. 이 세포의 사망속도를 지연시키려는 것도 생활참선 수련의 목표 중 하나이다.

그렇다면 이처럼 테로메아의 길이를 단축시키는 인자는 무엇인가? 가장 큰 원인은 스트레스이고, 다음이 활성산소라는 것이 최근 연구에 의해 밝혀졌다. 단축을 방어하는 가장 효과적인 물질이 테로메아제(효소)이지만, 앞서 실험에 성공했다는 테로메아제는 실용단계까지 오랜 기일이 소요될 것으로 예상된다.

그렇다면 수명 연장을 위해서는 가장 큰 적인 스트레스 해소가 선결문제이다. 그런데 이 스트레스는 뇌의 알파 상태에서 분비되는 베타엔도르핀에 의해 해소될 수 있다는 사실이 많은 연구를 통해 알려졌다. 그리고 뇌로부터 알파파가 왕성하게 방사되는 알파 상태는 생활참선 수련에 의해 형성될 수 있다.

활성산소도 뇌의 알파 상태에서는 상당히 해소된다. 활성산소는 주로 뇌의 베타 상태에서 존재한다. 즉, 이것은 뇌의 아드레날린 호르몬 우세 상태(흥분 상태 등 긴장 상태)에서 야기되고, 이 결과 혈관 축소가 일어난다. 이는 당연히 피의 흐름을 방해하고 혈압을 상승시키는데, 이때 활성산소가 대량 발생한다. 그런데 뇌의 알파 상태에서 분비되는 베타엔도르핀은 혈관을 확대시키는 성질이 강하며 이 결과 축소된 혈관은 다시 확대되고 피의 흐름도 원활해진다. 따라서 활성산소의 발생도 억제된다. 활성산소는 세포 내의 미토콘드리아에서 에너지 발생시 방출하나 이때에 항산화물질인 SOD도 동시에 분비되어 어느 정도의 활성산소는 완화된다.

그렇다면 남은 문제는 테로메아제이다. 이것만 우리 신체 내에서 형성된다면 이제는 세포가 분열되어도 테로메아는 단축되지 않거나 지연되고, 세포는 필요에 따라 분열을 계속할 수 있다. 그런데 나는 오랜 기간의 생활참선 수련 체험을 통해 생활참선 수련시의 깊은 알파 상태(변성의식 상태)에서는 베타엔도르핀과 동시에 테로메아제도 분비되는 것을 확신하기에 이르렀다. 여기에 대한 연구발표는 없으나 명상시 DHEA(불로장생 호르몬)와 같은 특수 호르몬이 부신피질에서 분비된다는 많은 연구결과를 고려할 때 테로메아제도 부신피질 등에서 DHEA 등과 함께 분비될 가능성이 크다고 확신한다 (내 피 안에도 건강에 관계되는 특수 호르몬이 일반 노인보다 그 농도가 높다는 것이 증명되었다. 이미 TV뉴스에서도 방영된 바 있다).

만일 이 가설이 사실로 입증된다면 사람은 앞으로 생활참선 같은 특수 수련을 통해 자유자재로 테로메아제를 자기 몸 안에서 분비시킬 수 있고 그 결과 100~200세까지도 수명을 연장할 수 있을 것이다. 독자들이여! 희망을 갖자! 21세기는 배꼽호흡 건강혁명(생활참선 수련)의 세기이며 우리 인류가 모두 병과 노화로부터 해방되는 세기이기도 하다. 그것은 우리가 선구자가 됨으로써 이루어질 것임을 기대하는 바이다.

7. 배꼽호흡 건강법은 암을 예방할 수 있는가?

　지금까지 병을 치료만 했을 뿐, 치유하지는 못했다. 그것은 병에 걸리는 원인을 몰랐기 때문이다. 원인을 모르니 치유할 수 없다는 것은 당연하다. 때문에 병을 치료했다는 것은 병의 증세를 치료한 것에 불과하다. 그런데 최근 유전의학의 발전에 의해 병의 원인을 알 수 있게 되었다. 원인을 알고, 그 원인을 제거하면 병이 나을 것은 당연하다. 따라서 학자들은 이제 불치의 병은 없을 것이라 말하고 있다.

　염색체는 DNA 덩어리이다. 한 개의 핵에 포함되어 있는 염색체의 의미가 있는 DNA(단백질을 만들어내는 부분, 엑슨)를 유전자라고 부른다. 따라서 DNA라고 해서 모두 유전자는 아니다. 엑슨 부분은 전체 DNA의 5% 정도이다. 즉, 모든 DNA의 5% 정도만 유전자이며, 나머지 95%는 유전자가 아니다. 이런 DNA를 인트론이라고 부른다.

　유전자는 ACGT의 4개 글자(염기)로 형성된다. 그런데 그 글자들의 나열에는 일정한 순서가 있다. 유전자가 유전자정보를 전달하기 위해서는 이들 글자의 순서를 정확하게 전달해야 한다. 이와 같은 조작을 복사, 전사, 번역이라고 한다. 그런데 유전자정보 전달 과정에서 외부로부터 어떤 자극(발암물질, 활성산소, 특수 전자파 등)이 가해지면 미스프린트가 일어나기 쉽다. 그 결과는 곧 세포의 변질로 나타난다. 이것이 각종 병의 시작이다.

이와 같은 사실은 현재 진행되고 있는 GT(Genome Technology) 해석에서 명백하게 나타났다. 더 정확하게 말하면 인간 게놈의 물리지도, 즉 유전자를 염색체별로 정리한 지도(A Physical map human genome) 해석에서 밝혀졌다. 그런데 여기서 대단히 중요한 사실이 발견되었는데, 한 번 변이된 유전자들도 일정기간 내에 적절한 조치를 통해 원상복구시킬 수 있다는 것이다.

이제까지 과학자들은 이와 같이 미스프린트된 글자들은 그 자리에 그대로 머물러 있다고 생각했다. 다시 말해서 변이된 유전자는 제자리로 돌아갈 수 없다는 것이다. 이를 고무줄에 비유하자면 유전자변이는 본래의 형태를 유지해야 하는 고무줄이 늘어났다는 것이고, 병이 진행된다는 것은 이와 같이 늘어난 고무줄을 계속 당기고 있다는 증거이다. 그러나 고무줄에도 어떤 임계강도(臨界强度)가 있어서 이 강도 이상으로 계속 고무줄을 당기면 고무줄은 제자리로 돌아가지 않고 끝내 끊어지고 만다. 이 고무줄이 늘어나는 동안이 병의 진행과정이고, 끊어지는 순간이 사람이 죽는 순간이다.

그렇다면 이와 같은 글자(염기)들의 변위, 즉 세포의 변질을 막으려면, 다시 말해 병의 원인을 억제하려면 어떻게 하는 것이 좋은가? 그것은 DNA를 자극하는 각종 인자들을 피하는 것이 제일이다. 예를 들면 간이 나쁜데도 술을 계속 마신다든가, 폐가 나쁜데도 담배를 계속 피운다든가, 혈압이 높은데도 지방질을 계속 먹는다든가 하는 따위의 행동을 즉시 중지해야 한다는 것이다. 그런데 암의 경우에는 그렇게 간단하지 않다. 다음 암 발병 과정과 성장 과정에서의 유전자 상호 관계에 대해 알아보자.

(1) 암의 원인

먼저 이 문제를 논하려면 암의 발병원인과 진행 과정을 다루어야할 것이다. 앞에서 암은 유전자의 '변위(變位)', 즉 미스프린트에서 시작된다고 말했다. 그렇다면 변위는 왜 일어나는가? 유전자를 변위시키는 원인은 다음 세 가지라는 것이 현대의학의 중론이다.

첫째, 환경인자(발암물질)로부터의 공격
둘째, 암 바이러스에 의한 공격
셋째, 스트레스와 활성산소에 의한 DNA 수복력(修復力)의 약화

(a) 환경인자로부터의 공격

이것은 환경의 변화가 유전자변위의 원인이 된다는 이야기다. 즉, 자외선, 방사선, 열, 화학물질 등의 공격으로 정상적인 세포분열이 이루어지지 못해 암이 발생한다는 말이다. 화학물질은 새로 생성

되는 분자이다. 이런 분자는 DNA의 염기와 쉽게 결합하는 경향이 있다. 그중 우리 인체에 미치는 영향이 가장 큰 것이 각종 가공식품에 포함되는 환경호르몬이다. 우리는 이와 같은 발암물질로부터 피하는 길밖에 없다. 혹자는 말할 것이다. 인간 게놈의 분석에 의하면, 우리는 이미 태어날 때부터 암 유전자를 갖고 있지 않은가? 그러나 암 유전자를 갖고 있다고 해도 꼭 암에 걸린다는 말이 아니다. 그것은 마치 폭탄과 같다. 폭탄이 아무리 강해도 뇌관이 먼저 터지지 않으면 폭발하지 않는다. 그러므로 우리도 몸 안에 있는 폭탄의 뇌관을 제대로 다루기만 하면 안전하다. 즉, 유전자변위를 잘 다스리면 된다. 이에 대한 설명은 잠시 미뤄두도록 하자.

(b) 암 바이러스에 의한 공격

암의 원인 중 10~15%는 바이러스에 의한 것이라고 한다. 그중 가장 많은 것이 B형 간염 바이러스 'HPV', C형 간염 바이러스 'HCN', 다음이 백혈병 바이러스 'HTLV-1' 등이다. '파피로마 바이러스'는 때로는 자궁경부암의 원인이 된다.

바이러스 침투에 의한 암의 발병은 확률이 크지 않지만, 술을 많이 마시고, 담배를 많이 피우는 사람에게는 무시할 수 없는 원인이 된다. 특히 우리나라 젊은이들의 암에 의한 사망률이 높다는 점도 그 원인이 여기 있다고 생각된다. 이에 대해서도 운이 나빠 암에 걸린다고 생각할 것이 아니라, 각자 방탕한 생활을 억제하고, 특히 면역력 강화를 위해 유의하는 것이 중요하다.

(c) 스트레스와 활성산소에 의한 DNA 수복력의 약화

'DNA변위'에 가장 큰 영향을 주는 것이 활성산소와 스트레스이다. 사람은 매일 $500\ l$ 정도의 산소(O_2)를 흡수한다. 그런데 그중에는 약 2%의 활성산소(O, free radical)를 포함하고 있다. 이를 세포독이라고도 부른다. 그리고 이 맹독 산소는 사람이 몸에서 에너지를 창출할 때 자동적으로 미토콘드리아에서 발생한다.

그러나 인체는 이 활성산소에 대항할 수단도 갖추고 있다. 이것이 바로 'SOD'이다. 이 SOD효소는 간에서 만들어진다. 따라서 간 기능이 약화되면 SOD의 양도 줄어든다. 그것을 보충하는 것이 비타민C, E, A 등이다. 최근에는 Se(세리륨)도 효과가 크다는 것이 발견되었다. 따라서 이 SOD효소의 활성력이 사람의 수명과 비례하는 것은 당연하다. 사람의 수명은 이 SOD의 작용에 좌우된다는 이야기다.

적당한 산소는 인체에 이롭지만 과다한 산소는 인체에 해롭다. 운동을 많이 하는 동물이나 사람이 단명하는 것도 여기에 원인이 있다. 야생동물이나 곤충들도 좁은 공간에서 기르면 수명이 연장된다. 동물에게 산소가 필요한 것은 에너지 소비에 필요하기 때문이다. 에너지는 음식물 섭취를 통해 생산되고, 운동을 통해 소비된다. 따라서 수명에 가장 나쁜 영향을 주는 것은 과도한 운동과 과도한 식사이다.

(2) 암의 발생 해설

GT의 발전으로 인간 게놈에 대한 물리지도가 완성되고, 그것에 의해 암의 발생시기를 예측할 수 있게 되었다. 그렇다면 그 해독(解讀)을 통해 과연 어떠한 수단이 필요할 것인가? 그것은 현재로서는 예측하기 어렵다. 때문에 먼저 유전자와 암의 관계를 아는 것이 선결문제이다.

암이란 유전자의 연쇄적인 변위가 축적됨으로써 세포의 정상적인 컨트롤이 불가능해져 무한한 세포분열을 일으키는 유전자질환이다. 이것이 유전자 수준에서의 암의 정의이다. 불안정한 유전자가 발생해 그 상태로 무한한 세포분열을 하게 되면 간장이나 위장 등의 장기가 기능을 상실하게 되고, 그 결과 개체가 사망한다는 것이다.

'암 유전자'란 어떠한 영향에 의해 상대 유전자에 변위가 일어나 약화되면 자기는 활성화되어 상대 세포에 이상분열을 일으키는 유전자이다. '어떠한 영향'에 위에서 제시한 물질적, 환경적 공격 이외에 정신적 쇼크 등을 포함시키는 학자들이 최근 늘고 있다(밤새 백발로 변한 경우, 초능력자로 변신한 경우 등 실례가 많다). 암 환자들의 발병 초기를 역산해보면, 그 당시 가족의 사망, 부부간의 이별, 경제적 파산 등 치명적인 정신적 충격이 많이 발견되기 때문이다. 이것은 아직 과학적으로 증명되지 않고 있으나 나는 이 사실을 인정한다.

변위란 정보의 미스프린트를 말한다. 이와 같은 정보전달에 '에러'가 일어나면 세포 내의 단백질 합성에도 변화가 일어난다. 이 단백질 분자의 화학변화가 다른 유전자에 다시 변위를 일으키고 세포를 비정상으로 증식시켜 결국 암이라는 재앙을 일으킨다.

한편 암억제 유전자는 세포가 비정상적으로 증식하지 못하도록 감시하고 억제하는 유전자를 말한다. 즉, 단백질을 변화시키는 '복제 미스프린트'를 억제하는 유전자이다. 그런데 이 '암억제 유전자' 자체가 변화를 일으키기 쉽다는 것이 최근에 밝혀졌다.

(3) 암의 실제적 진행 과정

(a) 암억제 유전자 'APC'가 발암물질, 활성산소, 스트레스, 쇼크 등에 의해 '변위'하여 그 기능이 약화된다.

(b) 그러면 장기(臟器)의 상피(上皮)에 이상증식(增殖)이 시작된다.

(c) 그와 동시에 암 유전자 'RAS'가 활성화하여 양성종양(腫瘍) '폴립'이 발생한다.

(d) RAS와 대항하기 위해 제2의 암억제 유전자 'DCC'가 등장한다. 이 DCC가 RAS를 억제하지 못하면 폴립은 암으로 변한다. 이것이 조기(早期)암이다.

우리 몸 안에서 암 유전자 RAS가 활성화되고 암억제 유전자 APC가 약화되면 RAS〉APC가 되어 세포가 변질되기 시작한다. 이것을 줄다리기에 비유하자면 RAS가 APC를 자기 쪽으로 끌고 가는 형국이다. 이때 만일 RAS 쪽으로 계속 힘이 가해지면 APC는 계속 끌려

가지만 힘이 중지되면 세포 변질도 그 자리에 머문다는 것이 종전의 이론이었다.

그런데 이번 게놈 분석에 따르면, 이 줄다리기에 사용된 줄은 딱딱한 밧줄이 아니라 고무줄 같은 유연성이 있다는 사실이 드러났다. RAS는 발암물질이나 스트레스 등 암을 활성화시키는 자극이 계속되지 않고 완화되면 변위 전의 위치로 복귀하려는 성질이 있다는 사실이 최근 증명된 것이다. 마치 고무줄을 당기다가 놓았을 때와 마찬가지이다. 이 이론에 따르면 세포가 스트레스로 인해 계속 변질되어 가다가(이것이 병의 진행이다) 가해지는 스트레스가 정지되면 변질된 세포는 저절로 제자리로 돌아가고, 따라서 병은 치유될 수 있다는 사실이 확인되었다.

암의 경우도 마찬가지다. 그러나 RAS〉APC 관계가 장기간 계속되면, 제2의 암억제 유전자 DCC가 응원차 동원된다. 여기서 DCC＋APC가 RAS를 이길 수 있으면 암도 그 진행을 중지하고 치유될 수 있다는 것이다. 이상과 같은 상태까지를 폴립(양성종양) 상태라고 의학적으로 부른다. 암세포가 계속 분열되고 있지만 아직 암(악성종양) 상태는 아니라고 한다. 여기서 스트레스나 기타 발암물질의 자극이 계속되면, 즉 RAS〉(APC＋DCC)일 때엔 이 양성종양은 악성종양(암)으로 변하고 만다. 이 상태를 조기암 상태라고 부른다.

이상의 진행 과정에서 APC나 DCC가 기능이 약화되는 주원인이 활성산소와 스트레스 때문이라는 것이 많은 과학자들의 주장이다. 여기서 비로소 암과 생활참선의 연관성이 등장한다. 즉, 세포의 스트레스 해소를 통해 이와 같은 암억제 유전자들의 기능 저하를 막을 수 있을 것이라는 것이 나의 생각이다. 그러나 스트레스 제거는 말하기는 쉬워도 실제로는 거의 불가능하다. 그렇다면 속수무책인가? 그렇지 않다. 다행히 우리는 축적된 스트레스를 효과적으로 해소하는 기술을 갖고 있다. 그것이 배꼽호흡 건강법, 즉 생활참선이다.

생활참선의 특징은 독특한 자세(피라미드식), 출장식호흡(내쉬는 숨부터 시작하는 숨, 그리고 항상 내쉬는 숨은 들이마시는 숨보다 길다). 그리고 독특한 정인(감수인)에 있다. 피라미드식 자세, 출장식호흡, 감수인의 삼위일체에 의해 '박희선의 생활참선'은 이 세상 모든 명상법과 상이한 수련법으로 독립한 것이다.

(e) 조기암 형성단계에서 다시 P53이라는 최후의 암억제 유전자가 등장한다. 이 P53의 힘이 강하여, 즉 RAS〈(APC +DCC +P53)일 때에는 암은 치유되지 않지만 그 진행은 정지된다는 사실이다. 이후부터는 사람과 암이 함께 살아가는 단계이다.

그러나 여기서도 RAS의 힘이 강하다면 이를 진행(進行)암이라고 하며 의학적으로는 침윤성종양(浸潤性腫瘍)이라 부른다. 이 상태가 되면 암세포는 유전자변위의 축적에 의해 신체 여기저기로 전이(轉移)한다. 이 단계를 말기암이라 부르는데, 이때는 어떤 수단으로도 그 진행을 정지시킬 수 없으며, 개체는 사망한다. 사람이 죽으면 암도 죽는다.

그러나 만일 RAS와 기타 암억제 유전자 간의 고무줄 당기기에서 암억제 유전자 쪽에 다소의 힘(스트레스 해소나, 각종 발암물질 제거 등)만 가해준다면 늘어나던 고무줄은 다시 어느 정도 원상으로 돌아가고 암의 진행이 멈출 것 아닌가? 즉, P53 기능을 강화시킬 수 있으면 조기암의 진행을 억제할 수 있지 않을까? 정답이다. 이 경우 암을 소멸시킬 수는 없지만 상당기간 암과 함께 생활을 계속할 수 있다. 다시 말해 암의 진행을 지연시킬 수 있다는 것이 학자들의 의견이다.

이는 병 치유에 대한 귀중한 아이디어이다. 그러나 이 과정을 어떻게 다루어 나가는가 하는 것은 앞으로 우리에게 남겨진 숙제이고, 또 해결해 나가야 할 과제이다. 아무튼 이제까지 모든 병에 대해 풀지 못한 문제가 이론상으로나마 해결의 실마리를 찾게 된 것이다. 나는 이것을 생활참선의 수련으로 찾을 수 있을 것이라 확신한다. P53은 제17염색체에서, RAS는 제11염색체에서 각각 발견되었다는 사실을 부언한다.

추기(追記)

암억제 유전자 APC가 처음 변위되기 시작하여, 암발생 유전자 RAS와 싸우면서 양성종양(폴립)이 악성종양(암)까지 전환하는 시간은 대략 12~13년이 걸린다. 그리고 조기암에서 진행암까지의 기간이 대략 3~4년 걸린다고 한다. 그러므로 암이 일반검사에서 나타나는 기간까지는 적어도 14~15년이 걸린다고 한다. 또 사람이 나이를 먹으면 세포분열도 늦어진다. 때문에 노년기, 즉 70대에 시작된 암은 조기암까지 17~18년이 걸리고, 사망까지는 24~25년이 걸린다고 한다. 그러니 노년에는 암이 진행 중이라도 다른 병, 즉 심장, 당뇨, 혈압이나 폐렴 등으로 죽는 경우가 많다. 사망한 노인들의 시체를 해부해보면, 암이 진행 과정에 있는 경우가 상당히 많은 것도 이러한 이유라고 생각한다. 아무튼 이 지구상에서 암이 박멸된다면 인간 평균수명은 90세를 넘길 수 있다는 것이 의학자들의 의견이다. "불치병은 없다"는 유전의학상의 이론은 언제나 현실화될 것인지?

결론적으로 생활참선 수련을 하면 암에 걸리지 않는다는 말을 100% 믿어서는 안 된다. 그러나 상당한 억제효과는 있다고 확신한다. 다시 말해서 암의 완전 예방은 없으나 암 진행속도는 컨트롤이 가능하다고 생각한다.

8. 불로장수와 성체줄기세포 활성화

　인간의 가장 큰 소망은 불로장수를 이룸으로써 '만년청년'을 즐기는 것이 아닐까? 이것은 실현 불가능한 희망이 아닐까? 하지만 현대과학은 그 가능성을 예고하고 있다. 불로장수에 대해 과학적으로 접근한 학설들이 우후죽순처럼 발표되고 있는 것이다. 결론부터 말해 '노화를 방지하고 장수를 얻으려면' 성체줄기세포의 활성화가 가장 효율적일 것이라고 믿는 학자들이 많다. 배꼽호흡 건강혁명의 가장 핵심적인 목표는 인체의 각종 기관에 존재하는 성체줄기세포, 그중에서도 배꼽 주위를 둘러싼 세포에 포함된 성체줄기세포의 활성화에 있다. 그렇다면 먼저 성체줄기세포에 대한 지식이 있어야 한다. 이 원고는 그 점에 대한 내 자신의 소견을 해설한 것이다.

　"21세기는 세포의 세기입니다." 하버드 대학의 생물학자인 더글러스 멘털 교수가 한 말이다. 뉴잉글랜드저널 《크브오메디신》지의 사설은 배아줄기세포 연구가 "우리 시대의 위대한 생물의학적 가능성"이라고 말하기도 했다. 1998년 11월 미국 위스콘신 대학 매디슨 캠퍼스의 제이스 톰슨 교수가 불임클리닉에서 사용하고 남은 배아의 세포를 추출해 세계 최초로 인간 배아줄기세포주를 배양하는 데 성공했다.

연구결과가 발표되자 이 논문은 삽시간에 종교계와 정치계의 격랑에 휘말렸다. 줄기세포 연구에 필요한 배아를 어디서 구할 것이며 도움을 기다리는 환자 수백만 명을 치료하려면 얼마나 많은 배아를 파괴해야 할 것이냐는 의문이 교회와 의회, 급기야는 대통령 집무실에서도 제기되었고, 얼마 지나지 않아 전 세계가 이에 관한 논쟁에 휘말렸던 것이다. 그러나 배아세포 연구를 옹호하는 사람들은 출산시 대부분 버려지는 탯줄뿐 아니라, 성인의 골수나 다른 신체기관에서도 얻을 수 있는 미성숙 세포인 성체줄기세포를 사용할 수도 있기 때문에 큰 문제가 없다고 주장한다. 그리고 또 세계 각지에 있는 불임클리닉의 냉동기 안에서 폐기처분을 기다리는 불필요한 배아들도 가득하다고 지적한다.

미국 같은 나라의 경우, 연방정부의 기금 지원에는 엄격한 제한을 가했지만 민간부문에서는 마음대로 연구할 수 있도록 허용했다. 또 한국, 영국, 중국, 싱가포르 등의 국가는 신중하게 검토된 범위 내에서 연구를 장려하기 위해 윤리적인 감독은 물론 자금까지 지원하며 줄기세포 연구의 중심지가 되기 위한 노력에 착수했다. 그렇다면 배아줄기세포란 어떤 것인가? 아마도 대부분의 독자들은 선뜻 대답을 못할 것이다. 이에 대해 간단히 설명하겠다.

난자와 정자가 결합하면 수정란이라는 한 개의 세포가 된다. 그 수정란은 1→2→4→8……으로 끊임없이 늘어나는 세포분열을 한다. 수정 후 첫 14일 동안은 척추·내장 등 신체기관의 모습이 전혀 나타나지 않는다. 14일이 지나면 척추로 자라는 원시선(primitive streak)이 생기면서 태아 단계로 나아간다. 수정 이후 첫 14일 동안을 '배아'라고 부르는데, 이 단계에서는 아직 사람이라고 볼 수 없다.

수정란이 세포분열을 통해 제8회의 분열을 마친 배아로 이루어진 것을 '포배'라고 부른다. 포배 내부에는 '내부세포 덩어리'라는 세포들이 들어 있는데 이 세포들은 다양한 세포로 분열할 수 있는 능력을 갖고 있다. 톰슨 교수는 포배로부터 내부세포 덩어리만 잘라낸 뒤 이 세포 덩어리를 배양해 많은 수의 배아줄기세포를 얻어내는 데 성공했다. 연구용 배아줄기세포는 대부분 시험관 수정을 통해 생성된 배아에서 추출한 것이다.

이 배아줄기세포는 어떠한 유형의 세포로도 분화할 수 있다. 그래서 만능세포라고 부른다. 때문에 배아줄기세포는 어떤 세포가 될지 통제하기 힘들다. 이것은 배아줄기세포가 어떤 상황에서 어떤 세포로 분화되는지 분화의 비밀을 모르기 때문이다. 그렇기에 하버드 대학의 세포생물학자인 더글러스 멘털 교수는 "배아줄기세포를 우리가 원하는 세포만으로 분화시킨다는 것은 어렵다"고 말한다. 줄기세포가 혈액이나 피부, 간 조직을 형성하도록 하는 자연의 비밀은 무엇일까? 최근 이 과정에 대한 화학적·유전적 신호의 복잡한 조합으로 이루어지는 성장요인이 과학자들에 의해 파악되기 시작했다.

이를 명확하게 이해한 후에야 비로소 배아줄기세포 치료법을 인간에게도 적용할 수 있기 때문이다.

세포에는 수명이 있다. 적혈구의 수명은 120일, 백혈구의 수명은 10일 정도다. 몸을 구성하는 세포가 그렇게 일찍 죽는다면 우리 몸은 어떻게 80세, 90세, 100세 이상까지 살 수 있는가? 그것은 죽은 세포 대신 새롭고 건강한 세포가 우리 몸에서 계속 만들어지기 때문이다. 죽은 간세포를 대신해 새로운 간세포가 생겨나고, 죽은 백혈구 대신 새로운 백혈구가 태어나 죽은 세포의 빈자리를 채우는 것이다. 한마디로 우리 몸은 끊임없이 세포를 만들어내는 '세포공장'이라고 말할 수 있다.

그렇다면 누가 새로운 세포를 만드는 구실을 하는 것일까? 바로 줄기세포가 그 같은 역할을 한다. 줄기세포는 배아 외에서도 얻을 수 있다. 게다가 성인의 많은 조직과 기관에도 각종 세포를 만드는 줄기세포를 소량이지만 몸속에 간직하고 있다. 이를 성체줄기세포라고 부른다.

지금껏 발견된 성체줄기세포의 부위는 다음과 같다. 뇌, 혈액, 각막, 심장, 지방, 피부, 치수(齒髓), 골수, 혈관, 골격근, 탯줄(제대혈, cord blood), 내장, 엉덩이 등이다. 그밖에 체내에 소량 존재한다. 이것은 배아줄기세포와 달리, 모든 유형의 세포로 분화할 수 없는 데다, 원래 조직의 세포 유형으로만 분화하는 한계가 있다고 말한다. 가령 뇌 속의 성체줄기세포는 뉴런 등의 신경세포는 될 수 있지만 뼈나 간세포는 될 수 없다. 마찬가지로 신생아의 제대혈(臍帶血)의 줄기세포에 있는 성체줄기세포는 각종 혈구만을 생성한다.

일반적으로 성체줄기세포는 배아줄기세포에 비해 체내에 아주 조금 존재하며 배양하기도 어렵지만 치료를 위해서는 많은 양이 필요하다. 그러나 이와 같이 소량이라 할지라도 경우에 따라서는 실제로 쓰인 예도 종종 보고되고 있다. 미국 하버드 세펜스 눈 연구소의 마이클 영과 헨리 클레센, 미주리 대학의 랜드 프레더와 재미 한국인 박광욱 박사 팀도 유사한 연구결과를 발표하고 있다. 또 독일 하노버 의과대학의 헬무트 드렉슬러 교수는 자기 엉덩이에서 추출한 성체줄기세포를 심장치료에 이용한 예, 심장마비 환자들의 관상동맥에 본인의 골수세포(성체줄기세포)를 주입하여 심장기능을 크게 향상시킨 예 등을 보고하고 있다.

가장 잘 알려진 것은 백혈구가 손상되어 발생하는 백혈병 환자일 것이다. 하지만 골수이식을 제외하고 성체줄기세포가 상업화된 치료에 사용되는 경우는 아직 없다. 성체줄기세포는 1961년에 처음 발견됐고, 1968년에 면역결핍 환자에게 사용했다는 연구보고는 백혈병 환자들에게 커다란 희망을 준 것이 사실이다. 그러나 우리가 잘 알다시피, 아직도 백혈병 환자는 줄어들지 않고 있는 실정이다.

나는 약 10년 전인 1995년에 회원들에게 보내는 새해 메시지를 통해 이미 백혈병 치료 등에 이용하고 있는 성체줄기세포에 주목하기 시작했다. 그런데 그 당시 줄기세포는 사람들의 관심을 받지 못했다.

그때는 유전자 해독에 관한 뉴스가 훨씬 인기가 있어 그때부터 매년 발표되는 새해 메시지는 유전공학적 해설로 바꾸고 성체줄기세포 원고는 폐기되고 말았다. 그 원고는 지금도 내 책상 위에 있으며 이 원고의 기초가 되고 있다.

그러나 나는 얼마 안 가 유전자보다 줄기세포, 특히 성체줄기세포가 우리 생명에 직접적인 영향을 끼친다는 것을 느끼기 시작했다. 줄기세포란 스스로 재생산 능력이 있고, 어떤 환경조건 하에서도 특정 세포로 분화할 수 있는 능력을 지닌 원시세포를 말한다. 이것은 크게 배아줄기세포와 성체줄기세포로 나누어지는데 이들 연구를 통해 다양한 치료법을 개발할 수 있다. 줄기세포의 특성을 이용하면 손상된 세포, 조직, 장기를 대체할 수 있어 기존 질병치료 수단인 약물요법이나 수술법으로는 치료가 불가능한 난치병을 근원적으로 해결할 수 있다.

이미 앞에서 우리 신체 곳곳에 양은 적지만 다양한 성체줄기세포가 존재한다는 사실을 밝혔다. 내가 수련하고 있는 사이 어딘가의 성체줄기세포가 강화되어 내 신체와 정신을 활성화시키는 것이 아닐까? 내가 늘 걱정하던 심신의 개선은 내 몸 어딘가 존재하는 성체줄기세포 영향 이라고 여겨 나는 그때부터 이것을 화두로 의식적인 성체줄기세포 강화 훈련에 임했다. 즉, 내 수련 중 이미지의 조절을 성체줄기세포로 바꾼 것이다. 이 점에 관해 나는 지금도 나름대로의 확신을 가지고 있다.

여기서 가장 중요한 문제는 이 줄기세포 이미지를 자기가 원하는 장기에 정확히 조건반사시키는 방법이다. 이것이 가능하다면 그야말로 100만 불짜리 기술이라고 말할 수 있다. 다시 말하면 내 신체 곳곳에 있는 성체줄기세포는 특별 수련에 의해 시시로 강화가 가능하다는 사실이다. 그리하여 강화된 성체줄기세포는 내 신체의 약화된 세포기능을 활성화시키고 있다고 확신한다. 또한 이는 당연히 노화를 방지할 것이다.

그 근본 취지와 방법이 배꼽호흡 건강법이다. 이것은 탯줄을 보관하는 탯줄은행이 우리나라를 비롯해 세계 각국 선진국에는 빠짐없이 설치되어 있다는 사실로도 배꼽이 우리 몸의 성체줄기세포와 밀접한 관련이 있을 것이라고 나는 확신한다. 그런데 이 원고의 최종 교정을 보는 도중 다음과 같은 새로운 정보를 입수하였기에 알린다.

미국 UCLA 의과대학 라리사 로드리게스 박사는 미국 국립과학원회보(PNAS)에서 사람 지방조직에서 채취한 성체줄기세포를 성장인자 혼합 배양액에서 평활근 세포로 전환시키는 데 성공했다고 밝혔다.

평활근은 심장을 뛰게 하고, 혈액을 흐르게 하며, 소화기관으로 음식물을 밀어 넣고, 방광을 수축 및 이완시키는 근육이다. 이 연구는 심장·위장 장애 치료에 기여할 것으로 기대된다. 이와 같은 성체줄기세포의 평활근 세포로의 전환은 우리의 노화와 장수에 커다란 영향을 줄 것이다.

〈The Science and Technology〉, Sep. 2006, 《News and Topic》

생활참선 노트(1)

1. 먼저 앉고 보자

내가 참선을 소개하는 것은 모두가 참선을 통해 깨달음을 얻게 하려는 것이 아니다. 소위 참선에서 말하는 무념무상, 무심, 견성 등의 경지는 승려들도 특별한 이들을 제외하고는 이루기 어렵다. 때문에 나는 무조건 앉는 것을 우선 주장한다. 그렇다, 먼저 앉고 보자!

이 바쁜 세상에 왜 참선이 필요한가? 나는 이러한 질문을 수십 번도 넘게 받았다. 그때마다 나는 대답한다.

"행복하게 살아가기 위하여."

"무엇이 행복한가?"

"그럼 이것을 쓰고 밖을 보시오"

"아니, 이럴 수가? 어쩌면 밖이 이렇게 환하지?"

"바로 그것이오. 한번 속는 셈 치고 참선의 안경을 써보고 나서 나하고 이야기합시다."

"어차피 깨치지 못할 바에야 시간낭비가 아닌가?"

이것은 잘못된 생각이다. 모든 일이 어디 첫술에 배부른 것이 있겠는가? 참선이라는 개념을 떠나 이 책에서 가르치는 대로 자세를 바르게 하고 호흡을 조절만 해도 감기 따위는 근방에 얼씬도 못한다. 이 얼마나 감사한 일인가?

또 어떤 사람은 말한다. "당신이 시키는 대로 앉아보았지만 이처럼 감기에 걸렸는데 웬 말인가?"라고.

이것도 잘못된 생각이다. 아무리 참선을 열심히 해도 과로한다든가, 과음한다든가, 섹스를 과도하게 즐긴다든가, 밤새 술 마시며 노름을 한다든가 하여 스트레스가 쌓이면 어떤 강자도 병에 안 걸린다는 보장이 없다.

나는 금속공학을 전공하는 학자이다. 과학도의 입장에서 생명 없는 재료를 예로 들어 과로가 인체에 미치는 영향을 설명하겠다. 재료에는 항복점(yield point)이라는 것이 있다. 여기 고무줄이 하나 있다고 하자. 고무줄은 잘 늘어난다. 그러나 아무리 잘 늘어나는 고무줄이라 하더라도 영원히 늘어나지는 않는다. 어느 한계까지 늘어난 뒤에도 계속해서 힘을 가하면 그때는 웬만한 수단으로는 제자리로 돌아가지 않는다. 이 점이 바로 항복점이다. 재료에만 항복점이 있는 것이 아니다. 사람에게도 항복점이 있다. 과로라는 것은 항복점을 넘은 상태를 말한다. 따라서 이와 같은 상태에서 인체는 외부의 저항에 약해져 감기에도 잘 걸리게 되는 것이다.

또 재료에는 회복이라는 것이 있다. 이것은 항복점을 넘은 재료라 해도 적절한 처리를 하면 항복점 이전으로 되돌아가는 것을 말한다. 이 점을 내점(耐點)이라고 한다. 그러나 일단 내점을 넘은 재료는 특별한 처리를 해도 좀처럼 회복되지 않는다. 사람에게도 이 같은 항복점과 내점이 있다. 참선은 이 항복점과 내점의 한도를 높이는 데 도움이 된다.

우리 인체에서 과도한 스트레스는 항복점을 넘은 심신의 상태이다. 따라서 내점을 넘기 전에 회복시켜야 하지, 만일 그냥 내버려두면 회복하지 못하고 내점을 넘어버린다. 그러면 더 이상 손쓸 도리가 없다. 스트레스의 과잉은 만성병을 유발한다. 고무줄은 내점을 넘어서도 당기면 늘어난다. 다만 다시 줄어들지 않을 따름이다. 계속 늘리면 어느 점에 가서 끊어진다. 이를 두고 우리는 파괴 또는 파탄이라 부른다. 사람에 비유하면 이 시점은 죽음을 의미한다.

항복점이란 탄성한계점을 말한다. 즉, 탄성이 있는가, 없는가 하는 점이다. 재료마다 이 탄성한계점이 각각 다르다. 사람도 마찬가지로 과로에 대한 저항 레벨이 각각 다르다. 우리는 탄성한계점이 높은 재료를 요구하고 있다. 탄성한계점이 큰 재료는 늘어나도 끊어지지 않기 때문이다. 사람도 마찬가지이다. 이 탄성한계점이 높으면 저항력이 세다. 그런데 사람에 대한 이 탄성한계점을 높이는 가장 효과적인 방법이 참선이라고 나는 확신한다.

그러면 탄성한계점만 넘지 않으면 무슨 짓을 해도 좋은 것인가? 그렇지 않다. 재료도 반복하여 계속 늘렸다 줄였다 하면 어느 순간 끊어져버린다. 우리는 이것을 '피로파괴'라고 부른다. 그런데 어느 수준 이하에서는 무한대로 신축운동을 계속해도 고무줄이 영원히 끊어지지 않는 한도가 있다. 우리는 이 점을 '피로한도'라고 한다. 재료에서는 이것을 100만 번으로 정한다. 즉, 어떤 중량에서 그 재료를 탄성한계점 이내에서 100만 번을 반복해서 구부렸다 폈다 해도 파괴되지 않았다면, 그 중량이 곧 '피로한도'이고, 그 때의 강도를 '피로강도'라고 한다.

사람에게도 피로한도가 있고 피로강도가 있다. 어떤 사람이든 이 피로강도 이하에서는 무슨 짓을 해도 신체에 무리가 가지 않고 피로도 쌓이지 않는다. 사람은 저마다 이 피로강도가 다르다. 예를 들어,

만일 A가 술에 대해 피로강도가 열 잔이라고 할 때 매일 열 잔 이하만 마시면 간장은 능히 이것을 해독하고 몸에 별 지장이 없으나, B는 다섯 잔이 피로강도라고 할 때 그 이상 마시면 알코올의 일부가 몸에 남는다. 피로한도는 연령의 진행에 따라 낮아진다. 요컨대 피로한도가 높은 사람이 진짜 저항력이 강한 사람이다. 그러므로 각자 자기의 피로한도를 정확하게 조절하는 것이 건강 증진의 첩경이다.

참선에서는 조신과 조식만 해도 이 피로한도가 높아진다. 5분간 하면 5분간 행한 만큼, 10분간 하면 10분간 행한 만큼 높아진다. 이 책의 일차적인 목적은 과학적인 표현을 빌리면 이 피로한도를 높이자는 데 있다. 그러니 완벽한 경지에 도달하지 못할 바에는 아예 참선을 시작할 필요가 없다는 말은 잘못되었다는 것을 이해했을 줄로 믿는다. 이 얼마나 반가운 말인가! 한번 속아보자!

나는 독자들을 재료학자로 만들 생각은 없다. 다만 무생물인 재료도 이 정도인데, 생명을 가진 사람이야 오죽하겠는가 하는 것을 이해시키기 위해 가장 자신 있는 내 전공을 예로 들었을 뿐이다.

참선하지 않는 일반사람을 마른 나무에 비유한다면 참선하는 사람들은 생나무라고 말하는 사람들도 있다. 마른 나무는 쉽게 꺾이고, 좀이나 벌레가 먹기 쉽다. 하지만 생나무는 잘 꺾이지도 않고 또 쉽게 좀이나 벌레도 먹지 못한다. 그렇다! 참선은 생리체를 생나무로 만드는 수련이다. 우리 몸의 온갖 세포 하나하나에 충전을 하는 수련이다.

2. 생활참선(명상)은 수명을 연장시킨다

생활참선 수련은 수명을 연장하고 삶의 질을 높여준다고 한다. 하버드 대학과 메릴랜드 대학의 공동 연구팀은 노년층의 긴장완화 요법으로 하루에 두 번씩 명상에 잠기면 삶의 질이 향상돼 건강해지고 장수하게 된다는 것을 실험을 통해 확인했다. 이들은 사람이 명상에 잠기면 편안한 가운데 정신이 맑아진다고 밝혔다. 명상을 하면 정신은 가장 명료한 상태가 되고 마음은 조용히 가라앉기 때문이다.

연구팀은 평균연령이 81세인 73명의 노년층 인사들을 네 그룹으로 나눈 뒤 세 그룹에는 각각 다른 명상법을 가르쳐 하루에 두 차례 명상에 잠기게 하고, 나머지 한 그룹은 아무런 명상법도 가르치지 않았다.

3개월 후 이들의 건강상태를 비교해보았다. 그 결과 명상에 잠긴 노인들의 혈압이 140에서 128로 낮아져 혈압관계 질환의 위험수준을 낮추었다. 반면 명상을 하지 않은 노인들의 혈압에는 변화가 없었다. 심리학적인 면에서도 명상 그룹은 보다 유연한 사고방식을 갖게 됐으며 기억력도 크게 향상됐다.

또한 3년 후의 조사에서도 명상 그룹에서는 전원이 생존해 있는 것으로 확인된 반면 나머지 그룹의 경우 62.5%가 사망한 것이 밝혀져 명상이 인간의 수명에 영향을 미치는 것이 증명됐다.

3. 잠재의식을 활용하라.

부루투스여 우리들이

다른 사람의 지휘 하에 서 있는 것도

운명의 별 때문이 아니라
우리들 자신의 탓인 것이다.

-셰익스피어 〈줄리어스 시저〉 중에서

잠재의식은 참선을 할 때 가장 활발하게 작동한다. 따라서 자기의 신념의 실현을 더욱 확고히 하려면 참선을 통하는 것이 가장 효과적이다.

인간의 마음속에는 위대한 힘이 있다. 그것은 지금까지 누구도 거의 사용하지 않은 힘이다. 만일 우리가 그 힘을 사용할 수 있다면, 인간의 소망은 무엇이든 이룰 수 있을 것이다. 현재의 상태를 넘어서 훨씬 먼 장래를 꿈꾸고 있는 당신에게 나는 말하고 싶다. 만일 당신이 현재의 상태에 만족하고 있다면, 이 훈련, 즉 참선은 필요 없다. 장래에 더 커다란 발전을 바라는 사람에게만 이 위대한 힘은 발휘될 수 있기 때문이다.

단지 성공하고 싶다는 막연한 생각에서 시도하는 것으로는 부족하다. 당신의 욕망은 모든 것을 빨아들일 정도로 강한 것이어야 된다. 분명한 목표를 정하고, 그것에 도달하려는 자신의 능력에 대해, 굳은 확신을 갖는 것이 절대 필요하다.

당신 내부에 어떤 새로운, 보다 위대한 재능을 끌어내도록 당신에게 강요하는 무언가를 끊임없이 마음속에 그려라! 당신의 생애를 바꾸고, 재능을 총동원해서 해야 할 새로운 것, 더 한층 광활한 지평선상의 욕구를 가져야 한다. 그러한 그림을 똑똑히 보고, 그것이 반드시 실현될 것임을 믿어라! 이 믿는 힘만이 당신의 생애에 어떤 가치를 추구할 수 있는 내부의 힘을 깨워서 활동케 하는 것이다.

인생은 그 사람의 생각이 만드는 것이다. 누구나 자신이 생각하고 있는 그대로의 인간이 된다. 인간은 동물과 달라 말을 사용하며, 신체의 반응, 건강, 살아가는 방식을 스스로 조절할 수 있다. 행복해지고 싶다면, 행복한 것처럼 행동하지 않으면 안 된다. 성공하고 싶다면, 성공하고 있는 것처럼 행동하지 않으면 안 된다.

인간은 그 사람이 하루종일 생각하고 있는 바로 그 자체이다. 당신의 사람됨, 당신의 성격은 그날그날 당신의 생각에 따라 결정된다. 당신의 머릿속에서 생각하고 있는 것은 물리적 세계에서 틀림없이 그 어떤 형태를 취해 당신이라는 존재의 일부가 되는 것이다.

의식과 무의식을 일치시키는 것이 바로 정신통일이다. 정신을 통일시키면 무슨 일이든 못할 것이 없다. 바로 그것이 참선이다.

당신의 가슴과 마음에 그리는 그림이 그대로 당신의 모습이다. 당신의 마음에 그린 것은 반드시 실현된다. 의심은 창조하는 힘의 자성을 잃게 한다. 확신하라! 어떠한 욕구라도 이미 그것이 달성된 것으로 마음에 그려라! 그리고 마음의 눈으로 보아라!

위대한 비전(미래의 영상)을 가져라! 그리고 하루 몇 번이고 밤에 잠자기 전에 그 영상을 떠올리고 실현되는 날까지 계속하라. 당신 스스로 목적 달성을 향해 할 수 있는 데까지 노력해야 한다.

됐다. 일은 끝났다. 창조할 수 있다. 당신의 마음 그림을 이제야 구체화하기 시작했다고 즐거운 마음으로 대하면서 일상생활을 계속하라!

무엇이든 사람이 마음속으로 간직한 것은 실현할 수 있다. 건강, 재력, 행복은 올바른 마음의 영상을 끊임없이 간직하면 반드시 실현된다. 왜냐하면 인과의 법칙은 불변하기 때문이다. 신념에는 반드시 창조적인 마술의 힘이 있다는 것을 믿어야 한다. 신념은 뜻하는 바를 무엇이나 이루게 하는 힘을 준다.

내 잠재의식은 이 문제의 해결책을 이미 알고 있다. 그리하여 곧 나에게 그 해결책을 말해줄 것이다. 나는 이에 감사드린다. 나의 잠재의식은 모든 것을 알고 있으며, 나를 성공으로 이끌어줄 것임을 나는 확신하기 때문이다. 이제 곧 잠재의식의 놀라운 힘이 활동하기 시작할 것이다. 나는 이것을 기뻐하고 있다. 잠재의식은 참선에 의하여 촉진된다.

여러분은 굳은 의지력으로 신념을 뒷받침해야 한다. 그러면 당신도 인생에 있어서 성공한 몇 안 되는 사람으로 꼽힐 것이다.

'신념은 마력이다.'

모든 생물은 몸 주변에 전기적인 영기를 발산시켜, 그것에 둘러싸여 있으며, 생명력은 우주의 삼라만상과 연결되어 있다.

특별한 목표를 눈앞의 방향으로 정한 다음에는 신념, 즉 절대적인 확신을 가져야 한다. 잠재하는 마음은 그것을 믿지 않는 사람들을 위해서는 결코 활동하지 않는다. 당신의 희망이나 욕구를 잠재하는 마음에 전달하기 위해서는, 그 일이 이미 달성된 것으로 간주해야 한다.

대망을 이룬 자신의 모습을 생각하고 또 느낄 뿐만 아니라, 다시 한 걸음 나아가 늘 동경하던 그 장소에 이미 서 있는 자기 모습을 마음의 눈으로 바라보아야 한다. 그리고 최후로 또 하나의 단계가 있다. 그것은 '참고 기다리라' 는 것이다.

마음에 그려라! 바라기만 해서는 안 된다. 성공한 상태를 영상화하라! 그리고 노력하라! 성공의 99%는 땀, 나머지 1%는 영감이다.

내 앞길을 방해하던 독사는 내 신념에 밀려 도망갔다. 자! 희망의 분홍빛 풍선을 당신은 보았다. 이제부터는 아무 방해 없이 저 푸른 창공으로 훨훨 날아 올라갈 것이다. 오래도록 계속된 사고는 모두 행동으로 이끌리고 계속 화하여 성과를 낳기에 이른다는 사실을 기억하라!

사람은 생각한다. 그 생각이 바로 그 사람이다. 나는 훌륭하다. 참으로 훌륭하다고 생각하라. 그리고 그러한 태도를 취하라. 그 모습이 당신이다. 흐름에 거슬러 올라가기보다 흐르는 대로 몸을 맡겨두는 편이 편하다.

거울을 보라. 그리고 당신의 얼굴 표정을 조사하라. 얼굴의 표정은 당신의 생각을 보여주고 있다. 당신의 눈! 그것은 당신에게 어떻게 비치는가? 차분히 가라앉은, 침착하고 바르게 뜬 눈인가? 거울에 비친 당신의 모습은 곧 다른 사람이 보는 당신의 모습이다. 당신은 사람들에게 어떤 인상을 주고 싶다고 생각하는가? 그것은 오직 당신의 마음에 달려 있다. 보답을 기대하는 선행은 진실한 선행이 아니다. 그것은 진실로 베푸는 것이 아니다.

4. 신념을 가져라.

사람은 누구나 염파(念波)에 싸여 있다. 이 염파는 마음이 통일된 상태에서 가장 강하다. 또 신념의 강도에 따라 염파의 강도도 다르다. 이와 같이 신념은 염파로서 방사되고, 그것은 신념의 실현에 유리하도록 모든 환경을 조성한다. 당신을 구하기 위해 선장은 자기도 모르게 당신 쪽으로 키를 돌리게 된다. 그러나 한 가지 분명한 것은 당신이 수동적이고 소극적인 생각을 갖거나, 흥분하거나, 남을 미워하는 상태에서는 이 염파의 방사는 끊어져버린다. 위대한 인물들은 그들이 소망하는 스스로의 미래를 영상으로 간직하고 결의와 확신을 갖고 미래의 길을 걸어온 사람들이다.

당신의 소망은 강하며, 당신이 염원하는 것은 무엇이든 달성하게 해준다. 당신은 우주의 본질과 수호령의 지시대로 행동한다. 그러나 신의 의사는 당신 마음이 올바른 때에만 반응한다. 당신은 항상 만사에 감사하는 마음을 지녀야 한다. 그리고 모든 것을 긍정적으로 해석하고 사랑하라! 당신의 염원 실현을 위하여, 남이 못 되기를 바래서도 안 된다. 스스로에게 이렇게 말하라. "나는 지금 이 순간부터 밝고 적극적으로 된다"라고.

사람의 마음으로 생각하는 것은 모두 타인의 마음에 전달할 수 있다. 당신은 송수신하고 싶어하는 사람이나 물건에게까지도 연락할 수 있다는 사실을 명심하라.

흥분은 최대의 적이다. 어떤 이유로든 흥분하면 잠재의식은 정상을 잃는다. 심장은 뛰고, 호흡은 절박해지고, 위에는 응어리가 지며, 식욕이 없어진다.

잠재의식에 당신이 원하는 것의 영상을 그리면 그 순간부터 당신의 주변에는 자장(磁場)이 형성된다. 그리고 당신이 필요한 모든 것을, 당신이 만나고 싶어하는 사람 또는 욕구 달성을 도와줄 사람까지도 끌어들인다. 그러한 모든 일이 자연스럽게 이루어진다. 잠재의식은 가지고 있는 모든 힘, 당신의 육체적, 정신적, 영적인 모든 힘을 모아 목적물에 집중한다.

당신과 타인의 마찰은 비록 배우자나 부모형제간의 일시적인 것이라 할지라도, 모두 과거 서로간에 지은 업에 의해 발생하는 것이다. 그리고 그러한 마찰은 업이 해소되어 가는 과정이다. 따라서 마찰이 많으면 많을수록 과거의 응어리가 풀려나가는 속도도 빠르다. 그러므로 마찰이 일어난다 해서 크게 신경 쓸 필요가 없다. 오히려 업이 사라지는 과정이라 생각하며 느긋하게 처리하라.

항상 평안을 유지하기 위한 가장 이상적인 장소에 있다고 상상하라. 그러면 마음은 항상 이완되고, 의식적인 생각은 없어진다. 이 상태는 즐겁고 조용하여, 모든 세포가 자유로워지며 초능력이 발휘된다.

스스로를 이긴다는 것은 남을 이기는 것보다 더 훌륭한 승리이다. 당신은 인생에 있어 당신의 사람됨과 행동을 자극(磁極)으로 삼아 당신이 가장 바라는 것을 정확하게, 그리고 반드시 끌어당겨 손에 넣는다.

당신에게는 훌륭하고 멋진 사명, 즉 살아가는 이유가 있다. 그것을 수행하지 않으면 안 되는 것이다. 하늘로부터 큰 책임을 부여받고 있음을 자각할 일이다. 당신은 사회에 대해, 그리고 타인에 대해 책임을 지고 있으며, 자기 자신에 대해서는 더 큰 책임을 지니고 있다. 또 하늘로부터 꿈을 맡아 가지고 있다고 생각해야 한다. 다른 사람들에게 사랑, 우정, 기쁨, 만족을 줄 수 있는 멋진 인간이라고 확신해야 한다.

자신을 인정하는 것은 당신의 인생을 완수하기 위해 다하지 않으면 안 되는 의무이다. 그러나 우리 사회에서 사람들은 자기를 인정하는 법을 배우고 있지 않다. 그들은 '자기거부'를 배우는 쪽으로 흐르고 있다.

이 세상에서의 삶을 부여받은 자에게 있어 자연의 섭리를 따르는 가장 큰 역할과 목적은, 자신을 완수하는 것이다. 이는 우주의 보편적 원리의 하나이다. 당신에게 생명이라든가 의무가 무엇인가 하는 것이 분명하지 않더라도 그 생명을 완수하고 의무를 다하지 않으면 안 되는 것이다.

꽃은 아름답게 피어야 하는 목적이 있고, 나무는 재목이 되고 그 용도에 기여한다는 목적이 있다. 사람의 경우는 꽃이나 나무의 경우만큼 분명하지는 않더라도 달성하지 않으면 안 되는 숭고한 목적이 있다. 그러나 이 목적은 스스로 '나는 그 무엇과도 바꿀 수 없는 인간이다' 라는 생각을 자기의 감정과 이성 속에서 키워나가지 않고서는 달성할 수가 없다.

사람은 자기를 만들기도 하고 무너뜨리기도 한다. 사고(思考)의 무기고 속에서 사람은 자기 자신을 파괴하는 무기를 만들고, 또 자기 자신을 위해 기쁨과 힘과 평화가 이루어지는 천국과 같은 저택을 만드는 도구도 설계한다. 당신이 바라고 있는 인간이 되고 싶으면 매일 무엇인가 행동으로 실천해야 한다. 그렇게 하면 그 행동이 습관이 되고 생활양식이 되어 지금까지 실현되리라고는 믿지 않았던 희망이나 꿈이 손에 들어오게 된다. '하루 한 가지 행동' 의 습관이 몸에 붙으면 당신은 틀림없이 행복하게 된다.

J. F. 케네디(1917~1963년)는 미국의 대통령이 되는 것이 꿈이었다. 그의 이상형은 미국의 제 32대 대통령인 프랭클린 루스벨트(1882~1945년)였다. 케네디는 젊었을 때 마음속에 루스벨트의 이미지를 깊이 새겼다. 루스벨트에 대해 공부하고 그 정책이나 성격에 대해서도 배웠다. 결국 케네디는 마음속의 이미지를 현실화하여 미국의 대통령이 되었고 루스벨트와 비슷한 정책을 실행하였다.

과거와 미래와 현재를 떠나라. 마음이 모든 것으로부터 해방되면 삶도 없고 늙음도 없고 죽음조차 없다. 이것이 해탈이다.

생각하는 것은 쉽다. 그러나 행동하는 것은 어려운 일이다. 특히 자기의 생각에 따라 행동하는 것은 가장 어려운 일이다. 참선 수련은 이와 같은 양심의 소리에 신체가 순응하여 행동하기 쉽게 유도한다.

5. 배꼽호흡 건강법에 대한 기자와의 인터뷰*

장수의 비결은?

지난 12월 초 신문에 크게 보도되었던 소식 한 토막. 대한민국 학술원 창립회원이자 한국 법학과 재야사학계의 최고 원로였던 최태영 박사의 서거에 관련한 기사였다. '나의 죽음을 사회에 알리지 말라'는 유언을 남기고 105세로 세상을 하직했다는 보도를 접하면서 나는 주체할 수 없는 전율을 느꼈다. 당대의 지식인 중 가장 긴 삶을 영위한 그분의 마지막 말은 불교의 대선사들이 입적을 앞두고 던지는 그 어떤 말보다 더 깊은 메시지를 담고 있었다. 그리고 또 하나의 기사는 외신으로 소개된 내용으로, 현존하는 세계 최장수의 할머니 얘기였다. 올해 116세인 남미 에콰도르의 마리아 에스텔 가포비라 할머니는 지난해 9월로 116세 생일을 맞음으로써 세계 최장수 인물로 기네스북에 올랐다는 것이다.

살기가 좀 나아지고 편해지면서 사람들의 수명이 눈에 띄게 길어지고 있다. 10여 년 전만 해도 80년을 산 사람이 흔치 않았다. 그러나

---

* 이 부분은 2006년 1월, 월간지 〈시민시대〉에 수록된 서세욱 편집주간의 기사를 원용한 것이다.

환갑이라는 60세는 이제 노인 축에도 들어가지 않는 장년 정도에 지나지 않는다. 행정자치부 장관을 역임한 김기재 씨는 환갑의 나이에 외국 유학을 할 정도로 청년의 삶을 불태우고 있다. 어디 김씨뿐이랴. 주변을 둘러보면 60세의 청년은 바글바글하다.

반면에 또 한편에서는 청년의 나이에 불귀의 객이 되는 경우도 비일비재하다. 어쩌다 장례식장에 가보면 안타까운 죽음이 행렬을 이루고 있다. 예부터 복 중의 복은 수복(壽福)이라 했다. 그렇다고 벽에다 똥칠을 해가며 혼이 떠난 삶을 부지한다는 건 당사자나 가족 모두에게 생지옥일 뿐이다.

대체로 80을 넘기면 장수했다는 소리를 듣는다. 특별한 사정이 없는 한 80 이상의 죽음에는 애절한 곡도 들을 수 없다. 살 만큼 살았으니 무슨 여한이 있겠는가라는 심정이 공감대를 형성하는 것이다.

나는 최태영 박사의 105세 죽음, 116세에도 아직 건강한 삶을 누리고 있는 가포비라 할머니를 떠올리면서 오래 사는 특별한 비법이라도 있는 것일까 관심을 기울여보았다. 결과는 별것 없었다. 평범했다. 세 끼 밥 잘 먹고 일상에 충실한 것뿐이었다. 채식 위주의 소식(小食)에 연연하지도 않았고 특별히 건강을 다지기 위해 이것저것 챙긴 것도 아니었다. 때가 되면 먹고, 자고, 싸는 정도에 지나지 않았던 것 같다. 더욱이 지금부터 소개하려는 88세의 청년 박희선 박사처럼 수십 년 참선을 하면서 건강한 생활을 하는 것과는 동떨어진, 그야말로 보통사람의 보통 생활이 그들을 그토록 오래 살게 했을 뿐이었다.

육식과 대식가의 면모
박희선 박사에 관한 얘기는 오래전부터 듣고 있었다. 박 선생의 열렬한 팬인 동아대 조성렬 교수에 의해서였다. 조 교수가 선물한 박 선생의 저서《생활참선》도 오래전에 읽었다. 그러던 중 지난 11월 하순 '문예사랑 시민모임'에서 선생을 초청한 강연이 있었다.

그 기회에 세계가 알아주는 이 대단한 어른을 취재하기로 했다. 하필이면 그날 뜻밖의 불상사가 생겨 사진기자만 보냈다. 그리고 날을 잡아 서울로 찾아뵈었다. 12월 9일 몹시 추운 날이었다.

서울역 맞은편 대우빌딩 지하에서 뵈온 선생은 가벼운 점퍼 차림이었다. 그에 비해 서울 나들이라 두툼하게 껴입은 모습이 이내 초라해졌고 곧장 주눅이 들어버렸다.

마침 점심시간이라 부근 조촐한 식당에서 음식을 주문했다. 선생은 메밀국수를 드셨다. 내가 먹기에도 벅찬 양을 거침없이 해치웠다. 겨울철의 메밀국수, 이쯤 되면 예사 식도락가가 아니다. 그리고 그의 출생지와 무관할 수 없었다. 함경북도 경성이란 곳이 그의 출생지다. 섭생에 대해 여쭈어보았다. 뜻밖에도 육식을 잘 먹는다고 했다. 거의 매일 먹는단다. 양은 대식이라고 했다. 술도 자주 마신다고 했다. 술은 소주나 고량주 같은 독한 술을 좋아한다고 했다. 북쪽의 기후와 연관된 습성이라 했다. 처음 듣는 얘기였는데 이북에는 막걸리가 없다는 것이다.

먹는 데는 거칠 것이 없다는 대답이다. 다방으로 자리를 옮겼다. 요즈음 다방이란 말은 용도가 폐기된 것 같았다. 선생의 입에서도 자연스럽게 커피숍이란 말이 흘러나왔다. 지하공간인데도 담배를 피울 수 있었다. 선생께서는 담배는 오래전에 끊었다고 했다. 본격적인 대화가 시작되었다. 원래 함경도 사람과 경상도 사람은 닮은꼴이라는 얘기를 들은 바 있어 선생의 목소리는 귓전을 울리고 주의를 의식

케 했다. 하지만 선생은 아랑곳하지 않았다. 폭포수처럼 쏟아내는 말을 주워담기란 수월치 않았다. 그래도 펜은 춤을 추었다.

선생은 1919년 3월에 태어났다. 기미년 3·1만세 소리가 전국을 휘몰아치던 시기에 부친 박대욱, 모친 전주 이씨 사이에서 태어났다. 부친은 당시 시골학교 교장의 신분이었지만 남다른 민족정신으로 독립운동에 뛰어들었다고 한다.

부친의 독립운동으로 가난은 피할 수 없었다고 한다. 서당에서 한학을 배우고 소학교에서 월반하여 한 학년만 이수하고 함경북도에서 하나밖에 없던 경성공립고등보통학교(중학과정 포함)를 졸업했다. 그 후 서울의 관립 경성광산전문학교(3년제) 야금과에 진학하여 졸업을 했다.

이 시절의 광산전문학교는 상당히 인기가 있어 고급인재들이 모였다고 한다. 졸업 후 그는 다시 일본 유학의 과정을 밟게 된다. 일본의 인재들도 입학하기 힘들다는 도호쿠 제국대학 공학부 금속공학과에 우수한 성적으로 합격했다면 그의 두뇌는 수재급이었을 것이다. 더욱이 공대에 한해서는 도쿄 대학을 앞섰다는 것이 당시의 객관적인 평가였으므로 그의 성취는 괄목할 만한 것이었을 게다.

과학기술 정책에 깊이 관여

일제가 물러난 후 이 땅은 혼란과 혼돈의 낮과 밤이 이어질 수밖에 없었을 것이다. 그런 와중에 설상가상으로 6·25전쟁이 터졌으니 오죽했으랴, 일제의 쓰레기를 정리하고 있는 중에 일어난 전쟁, 그것은 혼비백산이었고 아비규환이었다. 그래도 그 풍비박산의 세월 가운데서도 미래를 준비하기 위한 교육이 피난지에서 계속된 걸 보면 한국인들의 위대성, 그것은 하나의 경이였다. 휴전이 성립되고 혼란이 차츰 가라앉을 무렵인 1957년 그는 미국 유학길에 올랐다. 장차 교수로서 자리를 잡기 위해서는 선진국의 학문을 공부하지 않을 수 없었다고 한다.

외국여행도 하늘의 별따기처럼 어려웠던 때에 미국 유학길은 말할 나위조차 없을 정도였을 때다. 숱한 난관을 헤치고 그는 미네소타 주립대학 대학원에 진학, 석사학위를 취득하고 귀국하여 서울대 공과대학 교수가 되었다. 유학 전 그가 재직하던 경성광산전문학교는 서울대에 편입된 후였다.

서울대 교수 시절은 인생의 황금기였다. 서울대의 교수 생활 1년 후에 발발한 5·16군사혁명은 새로운 기회를 부여했다. 군사혁명 세력들이 구성한 국가재건최고회의의 재정경제위원회와 국가재건최고회의 의장 자문위원이라는 막강한 자리를 확보한 그가 핵심적으로 자문한 것은 지금의 국가 근간산업으로 뿌리내린 포항제철의 설립이었다고 한다. 당시 대부분의 최고위원이 반대했던 제철소 설립의 당위성을 관련 전공학자답게 적극 주장하여 박정희 대통령의 의중을 움직이게 했다는 것이다.

선생은 이때의 역할을 생애의 보람으로 여기고 있었다. 이렇게 시작된 군사정부와의 인연은 계속적인 진화를 거듭, 상공부의 공업표준위원회 위원, 한국과학기술진흥협회 사무총장, 제1차 기술진흥5개년계획심의위원회 위원, 국가재건최고회의 종합경제심의위원회 위원, 상공부 상공시책자문위원회 위원, 한국과학기술단체 총연합회 이사, 상공부 기술공업육성대책위원회 위원 등을 역임하는 등 과학기술 분야의 정책 활동에 깊숙이 관여하여 오늘날 한국 경제발전의 주춧돌을 놓는 데 크게 기여한 것이다.

50세에 교수직 내리고 유학길

선생이 미국 유학을 마치고 귀국한 때의 나이는 40세, 그 후 10여 년 동안 서울대 교수로 학생들을 지도하는 가운데 군사정부의 과학기술 분야에 적극적으로 참여함으로써 공화당과의 관계설정은 정해진 수순이었을 것이다. 그런 연유로 그는 한때 공화당의 강원도 속초지구 위원장을 맡게 되어 정계 입문을 할 수밖에 없었으나 부친의 완강한 반대로 포기했다고 한다.

일제강점기 때 연통제로 독립운동을 하다 구금된 전력을 가진 선생의 부친은 감옥에서 습득한 침술로 해방 후 한의원을 개원하여 큰 성공을 거두었으며, 후에는 사찰을 두 곳에 세우기도 할 만큼 큰 재력가였다는 것이다. 독립운동과 해방정국 때 백범 김구 선생과 가까이 지낸 부친은 정치에 대한 나름으로의 경험을 가지고 아들의 일생을 학문에 종사하기를 바랐던 것은 어쩌면 자연스런 일이었을 것이다. 비록 성사되진 않았지만 그의 외도는 새로운 세상에 대한 시야를 갖게 했을 것이다.

그 같은 경험으로 새삼 마음을 추슬러 학문의 세계에 매진하기 위한 새로운 전환점을 그 스스로 만들지 않을 수 없었던 모양이다. 그것은 바로 현상을 타파하는 길이었다. 아쉬울 것 없는 서울대 교수직을 벗어던지고 또다시 유학의 길을 선택한 것이다. 그의 나이 50이었을 때다. 만학의 길을 진군한다는 것이 어디 예사로운 일인가. 보다 깊은 학문에 천착하기 위해 다시 일본 유학길에 오른 것이다. 그가 졸업한 모교인 도호쿠 대학에서 박사학위를 따기 위한 행보였다. 하지만 그의 건강상태가 문제였다. 어린 시절부터 약골이었던 그가 40대에 이르러서는 고혈압과 통증이 심한 통풍까지 앓을 정도로 건강이 나빴다고 한다. 그러한 건강으로 지금까지 버텨온 것은 정신력이었다는 것이다. 웬만한 사람 같으면 몸이 그 정도면 현실에 급급하여 감히 힘에 버거운 유학길은 생각 밖의 일이 아닌가. 그런데 기이하게도 일본의 유학길이 인생의 새로운 지평을 여는 계기가 되리라곤 어찌 본인조차 상상했으랴.

대한민국 최고의 대학인 서울대 교수 자리를 미련 없이 사직하고는 일본으로 건너간 선생은 도호쿠 대학이 소재한 센다이로 가는 기차 안에서 신문을 뒤적이다 작은 광고에 눈길이 멈췄다. 선(禪)이란 글자의 작은 광고였던 것이다. 그 조그마한 광고가 섬광처럼 그의 뇌리를 파고들었다고 한다. 미세한 흥분이 전류처럼 몸을 관류했다고도 했다. 가만히 광고를 찢어 수첩 속에 넣었다.

그 후 시간을 쪼개어 광고 쪽지에 적힌 센다이 서암사라는 절을 찾아 가토라는 주지의 지도로 참선에 입문한 것이다. 그러나 박사과정을 이수하기 위해 도호쿠 대학에 갔을 때 그의 학문수준을 점검한 지도교수는 석사과정부터 다시 공부해야 한다는 결정을 내렸다고 한다. 가히 마른하늘에 날벼락이었다. 명색이 미국의 주립대학에서 석사학위를 받고 한국 제일의 대학 교수를 역임한 자신을 무참하게 깔아뭉개다니 떨리는 몸을 주체할 수 없었다고 한다.

지금까지의 공부는 낡은 이론으로 새로운 공부가 절실하다는 지도교수의 애정어린 설득에 일단 수긍했지만 더 이상 모교에서 자식 같은 후배들과 함께한다는 것에 한계를 절감하고 다른 방법을 모색할 수밖에 없었다. 그것은 이왕 석사과정부터 해야 한다면 일본 제일의 명문인 도쿄 대학에서 뿌리를 뽑자는 것이었다. 마침 도쿄대 공대에는 도호쿠대 출신 교수들이 있어 그들의 도움과 지도를 받을 수 있었다.

그가 도쿄로 옮기기 위해 센다이를 떠날 때 서암사에 함께 참선을 수련한 도반들이 성대한 환송식을 열어주기까지 했고, 주지스님은 도쿄에 있는 일본 제일의 참선 수행자인 경산노사를 소개해 주었다. 결국 대학도 참선도 일본 최고의 수준과 만나게 된 그는 뼈를 깎는 정진을 거듭했다. 그에게 참선을 지도한 경산노사는 참선 수행 경력이 70년으로 일본의 정·재계를 비롯해 각계의 거물급들이 그로부터 참선을 지도받고 있었다.

이런 연고로 그는 일본의 저명한 인사들과 교분을 쌓게 되었고 그로 인해 일본의 유학 생활도 빠른 시간 내에 안정을 찾을 수 있었다고 한다. 그런데 무엇보다도 유일한 한국인이며 서울대 교수를 지낸 선생에게 경산노사는 특별한 관심을 기울였고 같은 도반들도 선생을 깍듯이 예우해주어 편안한 마음으로 학문이나 참선에 몰입할 수 있었다고 한다.

참선에서 새로운 인생의 시작

웬만큼 인생을 영위한 사람이라면 참선이라는 단어를 새기고 있을 듯하다. 참선의 유래는 인도로 알려져 있다. 참선의 어원인 'Dyana'라는 말이 인도에서 쓰인 것이 석가모니 탄생 3천 년 전이라고 하니 꽤 오랜 역사를 가지고 있다. 인도로부터 시작된 참선은 요가나 탄트라, 불교의 좌선, 기독교의 묵상, 명상 등 갖가지 방법과 형태로 현대에 이르고 있다.

우리나라의 경우 참선은 불교적 용어로 자리 잡아 그에 대한 설명으로 '불립문자 직지인심(不立文字 直指人心)'이란 말이 등장한다. 풀이하면 '참선이란 말로 설명할 수 있는 것이 아니라 곧바로 마음을 깨친다'는 뜻이다. 참선이 곧 마음을 깨친다고 한다면 그 마음의 깨침 상태는 어떻게 설명될 수 있는 것일까. 모든 미망과 번뇌로부터 일탈한 대자유를 만끽하는 상태를 말하는 것일까.

물론 다양한 언어를 동원하여 그럴듯하게 설명할 수 있을는지도 모를 일이다. 다양한 관련 서적들을 일별해보면 이런저런 사족들이 생각을 멈추게도 하지만 확연히 그 의미를 붙잡는다는 것이 불가능해 보이기 일쑤였다.

그런데 선생은 참선에다 생활을 붙여 '생활참선'을 정립했다는 것이다. 말하자면 생활 가운데의 참선, 참선 속의 인생이다.

참선이란 것은 손에 잡히지 않는 초월적 정신세계의 구축이 아닌 현실적인 심신일여(心身一如)의 상태를 유지해야 한다는 것이다. 그러므로 보행, 공부, 여행 등 모든 생활 속에서 저절로 참선이 이루어질 수 있는 상태를 말하는 것이다. 그렇다면 그것이 과연 가능한 일인가. 말로써는 잡힐 것 같기도 한데 그 실행은 간단치 않다는 것이다. 선생의 경우 도쿄에서 경산선사로부터 지도를 받으며 용맹정진을 거듭한 지 2년 만에 생활속에 참선이 자리 잡을 수 있었다는, 좀처럼 믿기지 않는 답이 흘러나왔다.

본인이 그렇다고 힘주어 대답한다고 고스란히 믿을 멍청이는 이 세상에 흔치 않다. 그것을 객관적으로 증명하는 것은 무엇보다 지도선사의 인정만으로 한 개인의 수행정도가 검증되는 것은 아닐 것이다. 적어도 그들의 세계에서는 통한다 하더라도 그 세계를 벗어나면 상황은 달라진다.

여기에서 선생은 지도 선사의 기본적인 참선 수행법을 바탕으로 그 특유의 독창적인 생활참선을 발전시켰다는 몇 가지 징후를 포착할 수 있었다. 우선 선생은 꾸준한 참선을 통해 지병인 고혈압, 통풍이 사라지고 몰라보게 건강을 회복했다는 것이다. 어쩌면 그는 현대의학으로도 치유가 어려웠던 자신의 지병을 참선으로 해결해보려고 했다는 점이다. 그리고 51세의 나이로 새로운 학문인 금속물리학에 도전하는 데는 강인한 체력이 뒷받침되지 않고는 불가능하다는 점을 간파하고 그 극복수단으로 참선에 몰입했다는 것이다.

그 결과 2년여의 시간이 흐르면서 두 가지 난관을 돌파하는 괴력을 체험함으로써 참선에 대한 깊은 신앙에 빠져들지 않을 수 없었다고 한다.

선생은 이 기적 같은 참선효과에 반신반의하면서 과학도로서 이에 대한 과학적 규명이 필요하다는 점에 착안하여 이후 과학적 분석 작업을 시도한 것이다.

참선은 호흡이다.

사람이 죽는다는 것은 숨이 끊어진다는 것을 의미한다. 살아 있는 모든 동물은 호흡을 한다. 빠른 움직임이 연속적으로 이루어지지 않는 평온한 상태에서는 호흡이 의식되지 않지만 호흡은 끊임없이 이루어진다. 이런 상태를 자연스러운 숨쉬기로 볼 수밖에 없을 것이다. 그런데 호흡을 어떻게 하느냐에 따라 사람의 영육에 큰 변화를 일으킬 수 있다는 것이다. 이것은 세계의 다양한 수행에서 입증되고 있는 보편적인 현상이다.

참선 수행에는 조신법(調身法)과 조식법(調息法), 그리고 조심법(調心法)이 기본을 이룬다고 한다. 즉, 앉는 것, 숨쉬는 것, 마음을 아는 것으로 구분한다. 세 가지 중 한 가지도 빼놓을 수 없이 중요하지만 이중에서도 숨쉬는 것(調息法)이 핵심이라는 것이다.

먼저 참선할 때의 자세로는 결가부좌가 가장 좋은 자세라는 것이다. 이 자세는 초심자들에게는 매우 고통스럽기 때문에 반가부좌부터 시작하는 사람들이 많다. 결가부좌법은 긴 설명이 필요하므로 지면상 생략한다. 선생의 책에 참선에 관한 모든 것이 다루어져 있다.

다음은 참선의 중심인 호흡법이다. 조식(調息)이란 호흡을 조절함을 말한다. 이를 참선에서는 호흡을 바로잡는다고 한다. 가장 효과적이고 과학적인 호흡법은 출장식(出長息)이다. 즉, 내쉬는 숨을 길게 하는 호흡을 말한다. 보통 사람들은 1분에 17~18회의 호흡을 한다.

운동할 경우는 20회 이상 올라간다고 한다. 출장식에서는 내쉬는 숨의 길이를 최소한 1분간 5~6회가 좋다는 것이다. 선생은 이에 대해 호흡수를 줄이라는 뜻이 아니라 내뿜는 숨을 천천히 해야 한다고 했다. 다만 숨을 천천히 내뿜되 코끝에 새털을 갖다 대도 움직이지 않을 정도로 조용히 조금씩 내뿜는 것이 이상적이라는 것이다. 이렇게 내뿜는 숨이 길면 자연히 들어가는 숨은 빠르게 코로부터 들어오게 된다는 것이다. 선생의 말에 따르면, 이 같은 호흡법은 비단 참선뿐만 아니라 어디서든 응용이 가능하다고 했다.

가장 좋은 호흡은 배꼽을 통한 호흡이라 했다. 실제 호흡은 코로하기 마련이지만 의식은 배꼽에 두어야 한다는 것이다. 원래 태아는 배꼽을 통해 호흡하므로 조금도 이상할 것이 없다는 것이다. 호흡이 제대로 조절되면 정신적인 안정과 육체적으로 건강해질 수밖에 없다는 점을 선생은 과학적으로 설명했다. 올바른 호흡을 중심으로 참선 수련을 일정기간 행하면 뇌가 알파 상태를 유지하면서 뇌의 활성화가 최고조에 이르고 신체적으로는 면역력이 향상, 자기치료 능력(호메오스타지스)이 강화되어 감기를 비롯해 고혈압, 당뇨, 심장, 암 등의 발생을 억제할 뿐 아니라 치유하는 능력의 강화로 무병 상태가 된다는 것이다.

정신적으로는 집중력, 기억력, 지구력(인내력)이 향상되고 특히 창조력이 빈발한다는 것이다. 이러한 효과는 이 방면의 세계적 학자들이 과학적으로 입증한 결과라고 했다. 그 또한 과학자로서 참선 때의 뇌파측정 등을 통해 규명했다면서 여러 가지 데이터를 보여주기도 했다. 이 부분 역시 선생의 저서에 자세히 언급되어 있다.

77세 히말라야, 84세 킬리만자로 등정

나는 선생의 거침없고 자신감에 찬 얘기를 들으면서 그것이 과연 진실일까 하고 의문의 꼬리를 달지 않을 수 없었지만 그 스스로 몸을 던져 히말라야와 킬리만자로 등정과 에베레스트 산악마라톤을 통한 실험에 성공한 결과를 볼 때 의문의 꼬리를 내려야 했고 그를 경이적인 눈으로 바라보지 않을 수 없었다.

이미 오래전에 국내외 언론에 크게 소개된 적이 있지만 그 놀라운 소식을 기억하고 있는 사람들이 많지 않을 것 같아 이 지면에 간단히 소개한다.

1995년, 선생의 나이 77세 때에 기네스북에는 아주 희귀한 기록이 등재되었다. 내용인즉 한국 출신의 77세 된 남자 노인이 무산소로 해발 6,654m의 히말라야 메라피크 정상에 올랐다는 것이다. 직업적인 산악인들도 실패를 거듭하는 판에 80을 눈앞에 둔 늙은이가 그것도 산소통을 쓰지 않고 등반에 성공했다는 소식은 사람들의 귀를 의심케 하는 충격적인 뉴스였다. 그는 여기에서 그 자신의 시험을 그치지 않았다.

2002년 한·일 월드컵이 요란하던 그해 선생은 주로 60세 이상의 참선 수련자들과 아프리카로 날아가 그 대륙의 최고봉인 킬리만자로의 등반에 성공하면서 또 하나의 그 방면 세계기록을 경신했던 것이다. 그의 나이 84세의 일이니 기가 막힐 일이었다.

그러나 믿어지지 않는, 또 하나의 깜짝 놀랄 사건은 2003년 에베레스트에서 터진 것이다. 히말라야의 해발 3,500~5,000m에서 세계 최초의 고산 마라톤이 개최되었는데 세계 유수의 전문 산악인들과 함께 참가하여 완주자 32명 중 한 사람으로 세계 산악계에 일대 센세이션을 불러일으킨 것이다.

84세 고령자가 젊은 산악인들조차 중도탈락한 42.195km의 마라톤 풀코스를 산소가 희박한 고산지대임에도 불구하고 완주했다니, 그 사실을 어떻게 받아들여야 할지 실로 하늘도 놀라고 땅도 흔들릴 일이 아니었던가. 도대체 과연 어떻게 이런 일이 가능하단 말인가. 많은 사람들이 그의 특수체질이나 유전자에 관심을 쏟지 않을 수 없었다.

비법(秘法)은 참선이었다

선생이 그토록 불가사의한 한계상황을 극복하고 초월할 수 있었던 것은 어떤 특이체질이나 DNA에 의한 것이 아니었다는 것이 그의 단호한 반응이었다.

그렇다면 무엇이 어떻게 작용했기에 보통사람들은 꿈조차 꾸기 어려운 그 같은 극한상황에 몸을 던질 수 있었단 말인가. 일반적인 관점에서 볼 때 선생이 도전하여 성공한 세 차례의 세기적인 연출은 초인적인 능력이 아니고서는 상상조차 불가능한 일이 아닌가. 그러나 선생은 자신이 초인적 능력을 가졌다는 생각을 손톱만치도 해본 적도 없을뿐더러 그런 경지를 추구할 의사가 없었노라고, 다만 그저 평범한 인간으로서 인간이 가진 잠재력을 일깨워주는 참선을 수십 년간 행했기 때문에 가능한 일이었다고 담담하게 말할 뿐이었다.

그리고 자신이 체험한 참선의 황홀한 경지가 스스로의 삶을 증진시키고 그로 인해 많은 사람들이 참선을 통해 의식과 체질을 선양시키게 되면 인간 공동체가 보다 행복해질 수 있을 것이라는 확신을 심어주기 위해 스스로 참선의 효과를 실증하고 싶었다고 했다. 선생 스스로 참선에 의해 세 번의 한계점을 통과한 것으로 말하는 것은 무리가 없어 보인다. 그러면 참선의 어떤 점이 그것을 가능하게 한 것일까. 선생은 그에 대해 한마디로 압축하면 정신일도 하사불성(精神一到何事不成)이라고 했다.

옛적에는 어른들로부터 자주 들었던 말이다. 집중력과 정신통일을 뜻하는 것이다. 사실 나는 집중력이란 용어에 비상한 관심을 쏟아왔다. 특히 어떤 분야든 성공하는 사람들의 특징을 살펴볼 때면 선명하게 잡히는 것은 집중력이었다. 얼마나 집중력이 강한가에 성패의 척도가 갈라지는 것을 확연히 구분할 수 있었다. 그런데 타고날 때부터 집중력 강한 사람이 있는가 하면 훈련을 통해 후천적으로 집중력을 강화시키는 경우를 볼 수 있었지만 대개 타고난 집중력을 가진 사람들의 성공률이 훨씬 높게 나타나는 것 같았다는 것이다. 흔히 타고난 명석한 두뇌의 인간들이 집중력이 강하다는 데는 이론이 없을 것이다. 그런 측면에서 보면 선생의 집중력은 타고났다고 볼 수 있다.

어릴 때부터 수재형 두뇌의 소유자였기에 병약한 가운데서도 학업성적이 뛰어났기 때문이다. 특히 그가 일본의 명문 도호쿠 대학 입학시험에 수학을 만점 받았다는 기록은 아직도 깨지지 않고 있다고 한다. 이는 선생의 두뇌가 얼마나 우수한 것인가를 입증하는 하나의 뚜렷한 증거가 아닐 수 없다.

이러한 선생의 바탕에 참선효과가 가미되면서 그 시너지 효과는 극대화된 것이다. 그가 험준한 히말라야와 킬리만자로를 등정할 때 시종 그 무엇인가에 정신이 집중되어 있었기 때문에 무아의 정신상태에서 이루어진 결과로밖에 볼 수 없는 것이다. 이 부분에서 선생은 "오로지 배꼽으로 호흡하는 데 모든 것이 집중되었을 뿐 아무것도 기억나지 않는다"고 잘라 말했다. 원래 진리는 복잡하지 않은 법, 하지만 정녕 알 수 없는 기이한 일이다. 참선의 호흡법으로만 왜소한 팔순 노인이 하늘과 맞닿은 만년설로 뒤덮인 태산준령을 오를 수 있다는 건 참으로 신기한 일이 아닐 수 없지 않은가.

나는 선생과 인터뷰를 나눈 후 며칠을 두고 선생의 호흡법을 시도해보았다. 평소 다른 방법으로 단전호흡을 해왔던 터라 어렵지 않게 적응되지 않을까 했는데 그건 오산이었다. 무엇보다 숨쉬기가 고통스러웠다. 더 이상 계속한다는 게 어려웠다. 하긴 불과 몇 날을 가지고 이러쿵저러쿵 입을 떼는 건 가당찮은 일이지만 지속적으로 결행할 엄두가 나지 않았다.

일단은 평소 하는 단전호흡으로 돌아왔지만 언젠가는 꼭 풀어야 할 숙제로 밀쳐두는 수밖에 없었다.

따지고 보면 선생에게도 40여 년간의 피나는 수련으로 이룬 성과

이니만큼 성급하게 덤빌 일이 아니다.

모든 길은 참선으로 열려 있다.

어쨌든 수십 년간 참선을 생활해온 선생은 그 존재만으로도 참선의 경이적인 효과를 실증시켜주고 있다. 뿐만 아니라 참선이 인체에 미치는 영향을 과학적으로 규명하기도 했다. 누가 뭐래도 선생이 정립한 생활참선법은 한 인간의 영육을 개조시킬 수 있는 마력을 지니고 있음에 틀림없어 보인다. 다만, 선생과 같은 차원에 오르기가 결코 쉽지 않다는 것이다. 선생의 설명에 따르면, 웬만한 사람은 3개월 정도만 수련하면 스스로 수행할 수 있다고 하니 관심 있는 독자들의 입문을 기대해볼 만하다. 특히 입시공부를 하는 학생이나 연구에 종사하는 사람, 불치의 질병에 시달리는 사람들에겐 선생의 생활참선이 좋은 처방이 될 수도 있을 것 같은 예감이 든다.

일본 유학 5년 동안 선생은 박사학위를 취득하고 그 박사학위와는 비교할 수 없는 참선의 도사가 되어 귀국, 국민대학 공학부 교수로 학계에 복귀했다.

떠났던 서울대로 가지 않고 국민대로 간 것은 쌍용그룹을 창업한 김성곤 회장의 간곡한 부탁 때문이다. 고 김 회장은 공화당 정권 때 거물 정치인이기도 했지만 평소 이 땅에 미국의 MIT와 같은 대학을 세우고 싶어했다고 한다. 선생이 이 같은 김 회장의 뜻에 찬동하여 국민대학의 공학부 창설과 때를 같이했다고 한다.

그때가 1974년이었고 그 후 1985년 정년퇴직까지 공학부장, 대학원장, 총장에 이르기까지 주요 보직을 섭렵하기도 했지만 총장직은 문교부의 승인 거부로 난항을 겪기도 했다고 한다. 전두환정권 시절의 일이니 대충 짐작할 만한 일이다.

사실 선생은 학인(學人)으로서도 엄청난 업적을 이룬 사람이다. 말할 것도 없이 그는 한국 금속학계의 프런티어이며 산증인이다. 금속 분야에 있어 그의 명성은 세계적인 반열에 올라 있다. 선생이 1970년대 집대성한 열 권의《금속재료 및 가공학 대계》는 빛나는 산물이며 100여 편의 국내외 논문, 수십 개의 특허, 그리고 한때 열정을 쏟다가 포기해야 했던 인공위성 제작 등의 업적은 학자로서의 사명에 충실한 면모를 보여주기에 손색이 없다. 그런데 특이한 것은, 선생의 주요업적이 참선 수련 후에 집중되어 있다는 점이다. 선생의 표현에 의하면《금속학대계》의 집필은 결가부좌의 참선자세에서 이루어졌다고 했다. 하루 서너 시간의 수면에도 피곤을 모르고 몇 년의 세월을 강행군할 수 있었던 것은 참선 외에 달리 설명할 방법이 없다는 것이다.

이밖에도 선생이 지닌 능력은 보통사람들을 주눅들게 하기에 족하다. 선생에 대한 여러 자료들을 보면 음악 방면에도 탁월한 재능을 가진 것으로 나타나고 있다. 특히 악기를 다루는 솜씨가 유별나다. 대부분의 사람이 악기 하나도 다루기 힘든데 무려 16가지 악기를 다룬다니 대체 이분을 어떻게 이해해야 할지 종잡을 수 없다. 선생의 음악 수준은 도호쿠 대학 오케스트라를 지휘할 정도였다니 달리 사족을 붙일 필요를 느끼지 않는다. 이쯤 되면 가히 괴력이라 표현할 수밖에 없다. 이제 병술년에 접어들면 88세 미수(米壽)의 나이다.

최근 발표된 한국 남성의 평균수명은 73세, 선생은 평균수명을 15년 더 살고 있는 셈이다. 하지만 앞으로 선생이 살아야 할 시간은 감히 헤아리기조차 두렵다. 청년 같은 현재의 건강이 그런 헤아림을 용납하지 않을 듯하다.

오늘 현재의 박희선 옹, 옹자를 붙이기엔 어색하지만 나이로 보아 결례는 아닐 듯하다. 이제 관심은 선생만의 참선세계가 아닌 모든 사람에게 참선이 생활화될 수 있느냐에 있다. 선생이 지금까지 입증시킨 참선의 효과를 공공적 차원에서 검증하여 범정부적으로 참선을 연구하고 지원하여 국민의 행복지수를 높이는 방안을 검토할 과제가 아닌지 생각해볼 문제다.

6. 생활참선과 생명소(生命素)

모든 동물들은 대우주로부터 우주의 기(氣), 생명소를 흡수하여 생명을 획득한 뒤 이 세상에 태어난다. 사람도 예외는 아니다.

사람은 이 세상에 태어날 때 어머니의 태로부터 일정량의 생명소를 흡수하여 생명을 얻은 뒤 지구상으로 나온다. 사람의 경우는 그 센터가 두뇌이다. 즉, 두뇌에서 생명소가 사라지면 그 사람은 사망한다. 그러나 바다에 사는 문어나 오징어 같은 하등동물이나, 육지에 사는 곤충 등은 머리가 없어도 당분간은 살 수 있다. 그것은 신체 중의 생명소를 두뇌가 장악하고 있지 않기 때문이다. 여기에 대해서는 아직까지 그 원인을 해명한 학자가 없다. 이제 본론으로 들어가자!

앞서의 설명을 통해 동물과 그들의 생사에 대한 관계는 밝혀졌다. 그런데 그 생명소의 양과 소모 과정은 일정하지 않다. 그렇다면 그 생명소를 강화 또는 감소시키는 가장 큰 인자는 무엇인가? 여기에 대한 고정학설은 아직 없지만, 나는 그것이 산소의 작용이라고 확신한다.

6천 년 전에 살던 개구리가 동면에서 깨어났다는 사실은 특수한 예일는지 모르지만 이 사실은 생명소와 산소의 관계를 우리에게 시사하는 바가 크다.

그 개구리에게는 그 긴 세월 동안 약간이라도 생명소가 남아 있었다는 증거이다. 그 개구리가 발견된 장소는 몇천만 년 전부터 존재하던 빙하의 밑바닥이었다. 동물들은 저온 상태에서는 산소를 거의 소비하지 않는다. 때문에 모든 동물들을 저온 상태로 유지하면 실제 수명이 꽤 연장된다. 그렇다 하여 우리 인간이 이 개구리 같은 환경에서 살아갈 필요는 없다.

그 주요원인이 산소라는 사실만 알면 된다. 이 점은 더 이상 설명할 필요가 없을 것이다. 이론상으로는 산소를 적게 흡수하면 되기 때문이다. 하지만 그것이 그리 쉬운 일은 아니다. 일반적으로 산소소비량을 줄이는 데는 두 가지 방법이 쓰인다. 활동량을 줄이는 방법과 음식물을 억제하는 방법이다. 그러나 그 한계가 일정치 않다. 이론적으로 볼 때, 활동한 양만큼, 음식물을 섭취한 양만큼 산소를 섭취(호흡)하고 그 이상의 산소는 섭취하지 말아야 한다. 즉, 소비량과 섭취량이 같아야 한다. 그런데 그것이 어렵다. 항상 섭취량이 소비량보다 많다.

다시 말해서 소비한 후에도 얼마간의 산소가 체내에 남는다. 그 남은 양에 비례하여 생명소도 소멸된다. 그만큼 빨리 죽어간다. 그렇다면 방법은 없는가?

있다. 그것은 태식(胎息, 어머니 태 안에 있을 때의 호흡)이다. 그러나 태식이 아무나 가능한 것은 아니다. 호흡의 속도를 조절하는 것은 배의 힘이 아니라 횡격막의 힘이기 때문이다. 결국 횡격막이 강화되어야 태식도 가능하다. 독자들도 생각해보라. 왜 산소가 필요한

가? 그것은 신체가 에너지를 필요로 하기 때문이다. 그런데 그 필요한 에너지를 태식에서는 억제한다. 그러나 신체는 극도로 요구한다. 그 결과 신체에서 요구하는 산소와 외부에서 공급되는 산소가 타협한다.

소비량과 생산량이 같아지는 지점에서 호흡이 정지되는 것이다. 그런데 이 횡격막 강화는 단시일 내에 이루어지지 않는다. 이것은 태식 연습만이 횡격막 강화 운동이 되기 때문이다. 그래서 오랜 기간의 태식호흡 연습이 필요하다. 즉, 생활참선 수련이 필요하다는 이야기가 된다.

배꼽에 구멍이 없는데 어떻게 배꼽호흡이 가능한가? 그 점이 배꼽호흡 건강법의 노하우이다. 배꼽호흡 건강법의 핵심은 극도의 정신통일(정신집중, 알파 상태)→변성의식 상태 형성을 위한 수련이다. 이 변성의식 상태에서의 이미지는 현실화한다. 현실화처럼 느껴진다(물론 초보자는 불가능하다). 변성의식 상태에서 배꼽을 의식하면 온몸은 공(空)이 된다. 오직 배꼽만이 온몸이, 전체가 된다. 그러므로 듣고, 보고 하는 모든 행동도 배꼽에서 이루어진다. 호흡도 물론 배꼽에서 이루어진다.

우리몸=호흡이다. 이 상태의 호흡이 태식이다. 이것이 몸에 익숙해지면 어떤 상태에서도 가능하다. 이미 우리 몸의 센터가 배꼽으로 고정되었기 때문이다. 이러한 상태에서는 우리는 심신 모두 어머니 뱃속에 있을 때와 같이 아기가 된다.

아기의 몸과 아기의 마음, 아기의 얼굴, 즉 동체(童體), 동심(童心), 동안(童顔)이 된다. 이것이 우리 수련자의 목표이다. 이것이야말로 영원한 청춘의 완성이 아니겠는가?

제3장

배꼽호흡 건강법의 실제

1. 개론

(1) 배꼽호흡 건강법이 탄생하기까지

나는 1919년 3월 21일 탄생했다. 바로 3·1운동이 일어난 달 춘분날이다. 이해는 기미년이니 양띠 해다. 그런데 내가 탄생한 날, 음력 2월 20일(辛未)도 양띠 날이다. 그러니 나하고 양띠는 무슨 인연이 있는 모양이다.

내가 참선 수련을 처음 시작한 것은 태어나고부터 만 50년 후인 1969년 7월 19일이고 시간은 오후 1시에서 3시 사이였다. 이것은 음력으로 6월 6일이다. 그런데 6월은 신미월이다. 그러니 양띠 달이다. 6일 또한 을미(乙未)일이니 양띠 날이다. 시간도 미시(未時)이다. 이 또한 양띠 시다. 그러니 양띠 해 양띠 날에 이 세상에 태어나고, 처음으로 참선을 시작한 것도 양띠 달, 양띠 일, 양띠 시이다. 그냥 우연의 일치라고 믿기에는 너무도 신통하다. 이런 것을 불교에서는 인연이라고 말한다. 그러니 나하고 참선하고는 인연이 있다는 이야기가 된다.

내가 일본에 간 지 약 3년 되는 1972년 1월 16일(일요일)도 생활참선과는 기념되는 날이라고 할 수 있다. 나는 그날 아침 7시 경산노사가 주지로 있는 도쿄 교외 약 200km에 위치한 덕운원(德雲院)에서 아침 참선을 마치고 다른 회원들과 함께 내 하숙에 가려고 하였다. 그런데 별안간 노사가 나를 불렀다. 아침식사를 함께하자는 것이었다. 이 얼마나 영광인가. 나는 즉시 그 말씀에 따르기로 하였다.

식사 후 10시경에 자기 방으로 오라는 것이다. 10시에 노사 방으로 갔다. 노사께서 나보고 어깨를 주물러달라고 하셨다. 나는 노사님 어깨를 열심히 주무르고 있었다. 약 10분 후 노사가 "박 상" 하고 불렀다. 나는 즉시 "네!" 하고 대답했다.

"박 상, 나는 참선과 신체의 생리적 관계는 일치한다고 생각하는데, 이 문제는 아마도 박 상 이외에는 해결할 사람이 없을 것이오. 박 상은 내가 죽은 후에도 열심히 참선에 정진하여 기어이 이 문제를 해결하기 바라오. 그리하여 인류의 건강과 행복에 기여하시오. 나는 앞으로 15일이면 열반에 듭니다. 이것이 내 박 상에 대한 마지막 부탁이오. 또 참선의 과학적 연구가 박 상의 사명이기도 하오. 그리고 그것은 꼭 성공할 것이오."

나는 무의식적으로 "네!" 하고 대답했다. 그리고 그 말씀을 내 수첩에다 적었고, 다시 내 하숙에 와서 일기책에 기록했다. 지금 이 원고도 그 당시 일기책을 참고로 하여 한 자도 틀림없이 적는 것이다. 그리고 노사는 예언한 바와 같이 15일 뒤인 1월 31일 정오에 입적했다. 나는 노사께서 열반에 드신 후 비로소 그가 일본 불교계의 최고봉임을 알았다. 그는 메이지(明治), 다이쇼(大正), 쇼와(昭和) 참선 중흥 지조라고 격찬을 받았으며 일황에게서 최고 문화훈장을 받았다.

나는 1973년 10월에 약 5년간의 일본 유학을 마치고 귀국했다. 그리고 다시 교수 생활을 계속했다. 물론 한국에 와서도 매일 아침 저녁 참선을 열심히 하였다. 그러나 노사가 말씀한 참선과 신체 생리적 관계에 대한 관심은 잊어버린 지 오래였다. 그런데 지금 노사의 말씀을 자동적으로 실천하고 있으니 정말 기막히다. 나는 이제야 경산노사가 약 40년 전 내게 하신 예언이 생생하게 떠오른다. 이것은 내 참선 수련 첫날이 내가 탄생한 양띠와 월, 일, 시까지 일치한다는 사실을 상기할 때 우연의 일치로 흘려보내기에는 너무나 신통하다. 과연 나는 노사의 말씀과 같이 참선의 과학적 해명을 위해 하늘이 이 세상에 보낸 존재란 말인가?

나에게 처음 참선(좌선, 坐禪)을 지도하신 분은 일본 센다이(仙台) 마쓰시마 만(松島灣, 일본 3대 명승지의 하나)에 있는 서암사(瑞巖寺)의 주지 가토(加藤)노사였다. 이 서암사에는 임진왜란(1592~1597년) 당시 왜장의 두목 격인 가토 기요마사(加藤淸正)가 매화나무 두 그루를 옮겨 심은 것으로 유명하다. 나도 그 당시 서암사에 가 그 매화나무를 보고 나무 옆에서 사진 찍은 기억이 난다. 그 후 나는 도쿄로 이전하여 그해 11월에 도쿄 덕운원(德雲院) 주지, 이 또한 서암사 주지와 성이 같은 가토(법명은 경산)노사에게 사사하게 되었다. 이 또한 나와 무슨 인연이 있는 것이 아닌가?

참선(명상)에서 주로 사용하는 좌법인 결가부좌가 이 세상에 탄생한 것은 지금으로부터 3,000~5,000년 전으로 기록되어 있다. 이것은 요가에서의 좌법으로, 역시 인도에서 고래로부터 사용된 좌법이다. 그러나 동양에서는 앉을 때 주로 평좌(양다리를 허벅지나 장단지에 올려놓지 않고 그냥 편안한 자세)를 사용했다. 그것은 우리가 지금도 일상생활에서 사용하는 자세이다.

때문에 명상자세도 처음에는 주로 평좌를 했을 것이다. 그러던 것이 요가에서 여러 자세가 고안되고, 그중 결가부좌가 가장 효과적이란 것을 체험적으로 발견했다. 그 시기는 확실하지 않지만 석가여래상을 보아도 결가부좌 자세가 많은 점으로 미루어 꽤 오래전부터 사용된 것만은 확실하다. 그리하여 현재까지 명상시 그 좌법을 주로 사용해온 것은 우리가 잘 아는 사실이다. 그러나 지금까지 참선(명상)할 때에 자세를 중요시하는 관례는 없다. 다만 가급적 부처님 흉내를 내어 결가부좌를 하는 것이 좋을 것이고, 그리고 그것은 체험적으로 명상이나 참선할 때에 더욱 효과적이라는 것이 입증되었을 따름이다. 나도 물론 이러한 관례대로 처음에는 결가부좌, 반가부좌, 평좌를 마음대로 골라 했다. 경산노사도 강요는 하지 않았지만 가급적이면 결가부좌를 하라고 권고했다.

그리하여 경산노사의 말씀대로 노사를 참선 스승으로 모시고 매주 참선 훈련을 하는 수요회 회원들은 가급적 결가부좌 상태에서 참선을 수련했다. 그런데 참선할 때 무념무상 상태에서는 뇌에서 알파파가 방사된다는 사실이 세계에서 처음으로 도쿄 대학의 사구마 가사마쓰, 히라이 교수 등에 의해 논문으로 발표되었다. 내가 그 논문을 접하게 된 것은 참선을 시작한 지 만 2년쯤 후인 1972년이었다. 그러나 이것은 나만의 관심사다. 경산노사가 지도하는 수요회 회원 중에 과학자는 거의 없었다. 그리고 경산노사는 때때로 나를 불러, "박 상, 나는 참선과 과학은 일치한다고 생각하는데, 박 상 의견은 어떤가?" 하고 물었으나 나로서는 번번이 대답이 막혔다.

참선의 과학적 접근은 뇌파의 연구로부터 시작된다. 그런데 문제는 뇌파의 변화를 어떻게 알 수 있는가이다. 그것은 뇌파측정기가 없으면 불가능하다. 하는 수 없이 대학 동기동창의 협력으로 당시 나에게는 상당히 무리한 금액을 지불하고 중고 뇌파측정기를 구입했다. 그리하여 그 측정기 센서를 내 머리 여기저기에 부착하고 아침저녁 참선시 뇌파 연구에 들어갔다.

처음에는 참선하면서 아무리 노력해도 알파파가 나타나지 않는다. 몇 주일 노력한 끝에 언젠가 눈을 감고 숨을 아주 조용히 했더니 측정기에서 알파파 방사가 시작되는 신호음이 약하게나마 들렸다. 거기서 하나의 힌트를 얻었다. 즉, 숨을 가급적 조용히 하면 약하지만 알파파가 방사된다는 사실을 알았다.

참선자세에는 평좌, 가부좌 두 가지가 있다. 그러나 평좌는 특별한 경우가 아니면 쓰지 않는다. 가부좌에는 반가부좌와 결가부좌가 있다. 그런데 이 좌법이 뇌파 강도와 상당히 관련 있다는 사실을 알았다. 이 방법을 참선에서는 조신(調身)이라 부른다. 먼저 평좌를 하고 앞에서 설명한 조용한 호흡을 하였더니 $10\mu\nu$ 알파파 강도가 $10\sim20\mu\nu$로 올라갔다. 다음 반가부좌를 했더니 $30\sim35\mu\nu$로 강화되었다. 또 결가부좌를 했더니 $70\sim80\mu\nu$로 크게 증가됐다. 따라서 참선할 때는 결가부좌가 절대적으로 효과가 있다는 사실을 알았다. 이 사실을 발견하는 데도 6개월 이상 걸렸다.

그런데 결가부좌를 하고 자세를 이리저리 움직였더니 알파파 강도도 움직인다. 몸을 앞으로 5~7도 구부렸더니 다소 강도가 증가하고, 뒤로 구부렸더니 뇌파 강도가 감소한다. 그리고 엉덩이를 뒤로 빼고 배꼽을 앞으로 내밀었더니 다시 강도는 증가한다. 소위 코마네치 자세다. 그리고 코와 배꼽이 일직선상에 있을 때 가장 강도가 세다는 사실도 알았다.

그러나 이와 같은 자세는 대단히 불편하다. 그래서 생각한 것이 엉덩이 밑에 6~10cm가량 높이의 방석을 까는 좌법이다. 이것이 피라미드 자세이다. 즉, 인간 피라미드를 만드는 것이다. 이때에는 엉덩이와 양쪽 무릎에 3분의 1씩 몸무게가 분할된다. 이 피라미드 자세가 생활참선의 철칙이며, 박희선 생활참선의 전매특허이다. 이 때에는 우리 몸의 중심(重心)과 단전이 역학적으로 일치한다.

모든 물체의 중심에서는 피라미드 파워라는 신비한 에너지가 방사된다. 그러므로 우리 몸 피라미드의 중심에서도 강력한 피라미드 파워가 방사되리라는 사실을 상상할 수 있다. 그런데 이 피라미드 자세는 자연스럽게 단전과 중심이 일치하는 자세이다. 그러므로 인간 피라미드의 중심에서 방사되는 강력한 피라미드 파워가 우리의 단전을 강하게 자극할 것은 당연하다. 이것으로 생활참선 조신은 완성되었다. 기간이 약 2년 반 걸렸다. 1973년 5월이었다. 그리고 그 해 10월에 귀국했다.

다음은 조식(調息)이다. 조식은 호흡하는 방법을 말한다. 앞에서 참선할 때는 가급적 조용한 호흡이 효과적이라는 사실을 밝혔다. 따라서 조식의 가장 기본적인 원칙은 태식, 즉 아기가 엄마의 뱃속에 있을 때 하는 호흡이다. 호흡에서 알파파 강도가 높아지는 인자는 다음과 같다.

① 호흡을 조용히 한다.

② 들이쉬는 숨보다 내쉬는 숨을 먼저 한다(즉, '호흡'을 한다. 호(呼)는 내쉰다는 뜻이고, 흡(吸)은 들이쉰다는 뜻이다). 우리는 이제까지 호흡을 안 하고 '흡호'를 한 셈이다.

③ 내쉬는 숨을 들이쉬는 숨보다 다소 길게 한다.

④ 내쉬는 숨이 길수록 뇌파는 강화된다. 이것을 나는 출장식(出長息)호흡이라고 부른다.

이것이 조식의 기본원리이다. 이 원칙을 얼마나 충실하게 실시하느냐에 따라 뇌파 강도가 좌우된다.

다음은 마음이다. 이제까지 선보인 대부분의 참선은 마음(의식)을 가장 중요시했다. 그런데 이 마음도 자세와 호흡에 따라 상당히 변화한다는 사실을 알았다. 그렇다면 마음의 변화도 뇌파에 영향을 줄 것 아닌가? 이 방법을 참선에서는 조심(調心)이라고 하며 지도자에 따라 그 방법이 각양각색이다. 때문에 나도 많은 선각자들의 가르침에 따라 여러 가지 방법을 뇌파측정을 통해 실험하는 동안 다음과 같은 결과를 얻었다. 무념무상을 위해 마음을 집중하는 장소는 심장보다 위로 갈수록 알파파의 강도는 약해지고, 심장보다 하부일수록 강해진다. 특히 배꼽부터 5cm가량 사이가 뇌파 강도가 가장 세다. 소위 우리가 단전이라고 하는 부분이다. 이 단전에 의식을 집중함으로써 단전을 의식적으로 자극하는 것이다. 이 작용은 당연히 뇌파에 영향을 줄 것이다.

이렇게 하여 정신집중점을 정하고 그 점에 집중한 결과, 뇌파 강도는 더욱 올라갔다. 마침내 $100\mu v$를 돌파한 것이니, 일반적으로 참선하는 사람에게 이만하면 그만이다.

위에서 설명한 조신, 조식, 조심은 생활참선의 기본이다. 꾸준한 수련을 통해 기본의 수준을 넘어선 수련자라면 보다 고차원적으로 알파파의 강도를 향상시킬 수 있다. 그것이 바로 의식적으로 변성의식 상태를 컨트롤하는 기술이다. 이 생활참선 효과의 극치인 변성의식 상태의 의식적인 컨트롤에는 특별한 노하우가 필요하다. 이 기간이 통합 7~8년간이나 걸렸다. 하지만 내 직책상 수업과 연구를 계속하면서 실시했기 때문에 실제로는 약 17~18년이라는 긴 세월이 걸렸다.

(2) 호흡의 중요성

이제까지 우리가 체험한 바에 의하면, 이 수련을 행한 회원들에게 가장 쉽게 나타나는 효과는 감기에 잘 걸리지 않는다는 사실이다 (T림프구 강화). 의학적 통계에 의하면, 우리나라 사람들의 80~85%는 1년에 한 번 정도는 보통 감기나 독감에 걸린다고 한다. 그러나 수련 정도나 각자의 체질에 따라 차이는 있겠지만 우리 회원들의 감기 발병 빈도는 평균에 훨씬 못 미친다. 그만큼 몸의 저항력이 강화되었다는 사실이다. 그동안 많은 연구결과에 의하면, 독감에 걸리지 않을 정도의 면역력이 있으면 탄저균에도 문제가 없다고 하니, 이것만 해도 대단한 성과라고 말할 수 있다. 통계에 따르면, 전 세계 80세가 넘은 노인의 70% 이상이 독감으로 인한 폐렴 때문에 사망한다고 하니 독감에 저항할 수 있는 면역력은 수준급 이상의 건강한 사람이라는 것을 의미한다.

둘째로, 이 수련은 확실히 성인병 예방에 도움이 되고 여성호르몬 분비로 인해 여성은 젊어지고 예뻐진다. 또한 전립선 호르몬과 베타엔도르핀 분비로 인해 남자는 피부가 탄력성 있고 얼굴에 검버섯 등이 나지 않는다. 정력도 강화된다.

이 수련의 핵심은 한마디로 '생활참선'이다. 그렇다면 그 열쇠는 무엇인가? 그것은 가장 효율적으로 휴식을 취하는 방법이라고 말할 수 있다. 즉, 정신적 스트레스 해소를 가장 능률적으로 이루는 방법이다.

우주의 모든 원칙은 음양이 서로 균형을 유지해야 한다. 다시 말하면 밸런스가 잡힌 상태를 유지하고 있다. 이와 같은 균형이 깨지면 그 불균형을 균형으로 바로잡기 위한 반동이 일어난다. 우주의 경우는 만고로 이와 같은 균형이 무너진 경우가 절대 없다. 이 균형이 무너진다는 것은 우주의 파멸을 의미한다. 인간의 경우 각종 질병이 발생할 것이고, 따라서 노화가 진행될 것이다. 때문에 우리는 호흡 도중에 일분일초도 숨을 멈추어서는 안 된다. 그것은 곧 우리 인체의 리듬을 파괴하는 것이고, 이것이 축적되면 성인병의 원인이 될 수 있다.

하루는 24시간이다. 그중 약 16시간은 생활하기 위한 활동에 소모되고, 나머지 여덟 시간은 수면을 비롯한 휴식에 할애된다. 그런데 우리가 잠잔다는 것은 생리학상으로는 주로 육체적 피로를 회복한다는 이야기이다. 때문에 나머지 여덟 시간의 피로(주로 정신적 피로)는 해소되지 못하고 남아 있다. 이 정신적 피로, 소위 스트레스가 해소되지 못하고 축적되면 우리 면역계에 막대한 영향을 미치고, 또 면역계의 작용은 뇌의 활동이나 호르몬 분비에 밀접한 관계가 있다는 것이 밝혀졌다. 따라서 우리 생리체는 모든 기능이 파괴되고 각종 호르몬 밸런스가 깨지면서 성인병 등 각종 질병이 발생한다는 것이 현대의학의 설명이다. 즉, 노화가 진행되는 것이다. 이는 현재 날로 그 수가 증가하고 있는 식물인간들의 생리적 노화가 일반인들에 비해 훨씬 느리다는 많은 연구결과에서도 입증된다. 식물인간은 감정이 없기 때문이다.

그러므로 생활참선은 이 불균형된 스트레스를 어떻게 하면 가장 능률적으로 해소시키는가 하는 데 그 핵심이 있다. 사람은 누구나 활동하지 않으면 살아갈 수 없다. 이 활동이라는 것이 이전에는 주로 육체적 노동이었다. 그런데 문명이 발달하면서 점점 정신적 노동 분야의 비중이 높아져 '스트레스 과잉'이라고 하면 주로 정신적 스트레스 과잉을 말한다. 이와 같은 정신적인 스트레스 해소를 위해 현대인은 많은 방법과 시간을 할애하고 있다. 그 가장 흔한 예가 각종 오락일 것이다. 술이나 담배, 심지어 도박까지도 그 한 수단이라고 말할 수 있다.

나는 이처럼 주로 정신적으로 발생하는 스트레스 축적이 각종 질병의 원인이 되고, 나아가 노화현상의 열쇠라는 점을 확신하게 되었다. 그리고 고대 5,000년 전부터 내려오는 명상법에 착안하여 열심히 수행을 거듭한 끝에 가장 과학적이고 효율적인 명상법을 고안하고, 그 수련법을 '생활참선'이라 명명했다. 또한 이 수련법을 특허청에 신청하여 등록증(제0064969호)을 획득했다.

참선의 어원인 'Dyana(선)'라는 말이 인도에서 처음 쓰인 것은 석가여래 탄생 3,000년 전이다. 참선에서 갈구하는 선정(禪定)의 극치는 집중이다. 그것을 과학적으로 표현하면 뇌의 알파 상태이다. 내가 지도하는 생활참선의 핵심도 뇌의 알파 상태를 지향한다는 것은 모든 독자들이 잘 알고 있는 사실이다. 뇌의 알파 상태에서는 베타엔도르핀을 비롯하여 많은 호르몬이 분비된다는 사실은 과학적으로도 명백하게 입증되었다. 베타엔도르핀이 우리의 건강 향상에 가장 중요한 T림프구를 강화한다는 사실은 이상구 박사가 아니더라도 이미 상식화된 이야기이다. 그리고 또 알파 상태에서는 성인병의 발생을 예방하고 T림프구 등 면역력을 강화하여 노화를 억제한다는 사실도 과학적으로 밝혀졌다.

이 선(禪)이 처음으로 세상에 널리 알려지게 된 것은 싯다르타에 의해서다. 기록에 의하면, 당시 싯다르타는 요기(Yogi)들이 전통적으로 수행해온 호흡법인 쿰바카(Kumbaka) 호흡법을 했다. 이것은 들숨이 1, 멈춤숨(쿰바카)이 4, 날숨이 2인 호흡법이었다.

뇌의 가장 효율적인 상태는 알파 상태이다. 나는 이 알파 상태 실현을 위해 내 자신이 모르모트가 되어 뇌파측정기를 내 머리에 부착하고 실험하던 중 출장식호흡법을 발견한 것이다. 다시 말해 들숨일 때는 알파 상태가 약화되고 날숨일 때는 알파 상태가 강화된다는 사실을 찾아낸 것이다.

그러나 실험에 의하면 흡호(吸呼), 즉 먼저 들이쉬고, 다음 내쉬는 것보다 호흡(呼吸), 먼저 내쉰 다음 들이쉬는 것이 훨씬 강한 알파파를 방사한다는 사실을 발견했다. 때문에 생활참선에서의 호흡은 호선(呼先) 후흡(後吸)이다. 이는 또한 과학적으로 볼 때 굉장히 중요한 사실이다. 나는 이 호흡법을 창안하는 데 자그마치 7년이라는 긴 세월을 소비했다. 그 핵심은 물론 호장흡단(呼長吸短) 호흡법에 있다.

(a) 스트레스 해소법의 개요

그렇다면 가장 효과적인 스트레스 해소법은 무엇인가? 내가 다년간의 체험을 통해 알아낸 방법은 태식과 출장식호흡이다. 이것은 내쉬는 숨을 들이쉬는 숨보다 더 길게 하는 호흡이다. 즉, 호장흡단 호흡이고 여기에 덧붙여 피라미드 원리에 의한 조신(調身)을 병용한다.

이 피라미드 좌법, 호장흡단 호흡, 감수인이 박희선식 생활참선의 가장 획기적인 특징이다. 이 상태일 때 뇌로부터 알파파가 왕성하게 방사되고, 철저한 정신통일, 다시 말해서 의식의 집중 상태가 이루어진다. 이와 같이 극도로 집중된 의식은 무의식을 컨트롤할 수 있고, 이 무의식은 건강 유전자, 즉 장수 유전자를 컨트롤할 수 있다는 것이 체험으로 얻은 결론이다. 이 수련법이 결국 노화 유전자를 OFF하고 장수 유전자를 ON으로 활성화한다고 나는 생각한다. 이 사실은 결국 각종 질병 유전자보다 장수 유전자가 강하기 때문에 질병이 발붙일 수 없을 뿐 아니라 노화진행도 정지한다는 이치가 된다. 이와 같은 현상은 아직 과학적으로 입증된 바 없지만, 머지않은 장래에 구명될 것이다.

그러나 이것은 필설로는 도저히 설명할 수 없다. 오직 다년간 생활참선을 수련한 자만이 체험적으로 알 뿐이다. 마치 소금이 아무리 짜다고 몇백 페이지 책을 내어 글이나 말로 설명해도 독자는 소금이 짜다는 실감을 느끼지 못하지만 한 번 맛보면 설명이 불필요하다는 이치와 같다.

(b) 노화현상과 장수론의 개요

현재까지 구명(究明)된 노화와 장수의 가장 신빙성 있는 연구결과를 올려, 참고로 삼도록 하겠다.

① 대사율(代謝率) 저하(低下)설

생명체는 어떤 것이든 일정한 에너지를 갖고 태어난다는 것이다. 그러므로 대사율(에너지 소비)을 줄이면 불로장수할 것이라는 설도 다소 신빙성이 있다.

· 어류들은 수온을 낮춰 대사를 천천히 시키면 수명이 연장된다.
· 곤충이나 동물의 운동량을 제한하면 수명이 연장된다.
· 동물들의 음식물을 제한하면 건강해지고 수명도 연장된다.

그러나 인간의 경우는 노화나 장수가 그렇게 단순하지 않기 때문에 전면적인 지지를 받고 있지 않다.

② 체내(體內) 시계설

③ 세포분열의 수명설

④ 유전자 해독(解讀)설

결국 인간의 노화와 수명은 유전자에 의해 좌우된다는 설이며, 이것이 가장 신빙성이 있다. 이 유전자를 각국이 힘을 합쳐 모두 해독하자는 것이 사람 게놈프로젝트이다. 그러므로 이 게놈프로젝트가 완성되면 자연히 노화와 장수의 문제는 명백해질 것이다. 나도 이 유전자 학설이 가장 타당성이 크다고 믿고 이 학설에 초점을 맞추어 수련을 지도하고 있다.

2. 자세

(1) 자세란

생활참선의 기본자세는 원칙적으로 피라미드 자세이다. 이 자세를 만들기 위해서는 평좌, 반가부좌, 결가부좌 등도 사용할 수 있다. 내가 처음 참선에 입문했을 때에는 알파 상태와 자세 사이에는 아무 관련도 없다고 생각했다. 다만 편안하게 조용히 앉거나, 기대거나, 누워 있어도 관계없다고 생각했다. 그런데 내 머리에 뇌파측정기를 부착하고 이리저리 자세를 바꾸어본 후, 자세가 알파파 방사와 강도에 굉장한 영향을 미친다는 사실을 깨닫고 놀라지 않을 수 없었다.

이 자세에서 피라미드 자세를 고안하는 데도 약 3년의 세월이 소요되었다. 요즘은 자세만 바로잡아도 조건반사에 의해 내 의식을 변성의식 상태로 유도할 수 있다. 물론 피라미드 자세의 특징은 단전과 우리 몸의 중심(重心)을 역학적으로 일치시키는 것이다. 때문에 코와 배꼽이 상하로 일치되고, 양쪽 무릎과 엉덩이로 구성되는 정삼각형의 모서리마다 몸 전체 중량이 3분의 1씩 분배되게끔 하는 방식이다. 피라미드 자세를 쉽게 취하기 위해서는 엉덩이 밑에 6~10cm

가량의 방석 또는 쿠션을 깔아야 한다. 물론 그 높이는 각자의 체격, 특히 다리길이에 따라 적당히 맞추면 된다. 이것은 다음 단원에서 상세히 설명하겠다.

2005년 10월에 영국 BBC방송국 기자들이 내 생활참선을 취재차 런던에서 왔다. 당시 뉴욕에서 출판한 참선책 두 권을 그들에게 선사했더니 서양 사람들을 위해서는 의자에서의 자세도 추가하라는 충고를 해주었다. 이것은 비단 서양 사람들뿐만 아니라 우리나라에서도 당장 필요하다. 때문에 이 책에서도 의자에서의 피라미드 자세를 추가하였다.

(2) 피라미드 자세의 실제

(a) 조신법

조신법은 수련할 때의 자세를 말한다. 배꼽호흡 건강법의 기본자세는 피라미드 자세이다. 이 피라미드 자세에는 세 가지 방법이 있다. 첫째는 피라미드식 결가부좌이고, 둘째는 피라미드식 반가부좌이다. 다른 하나는 피라미드식 평좌이다.

피라미드식 자세에서는 방석 높이를 적당히 조절하여 양 무릎과 척량골이 만드는 정삼각형의 세 모서리에 몸 전체의 무게가 각 3분의 1씩 균등하게 분포하도록 조정한다. 이 정삼각형의 밑변과 꼭짓점을 연결하면 삼각추(錐)가 만들어진다. 이것을 '피라미드형 자세'라고 부른다. 이것은 신체의 역학적인 중심(重心)과 단전을 일치시

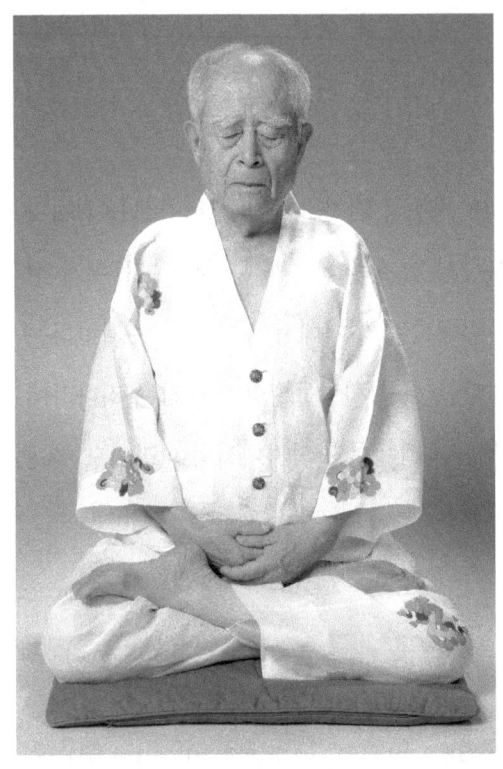

<〈사진1〉 피라미드형 결가부좌

키기 위해서이다(〈사진 1〉, 〈사진 2〉 참조).

　대부분의 참선 책에는 반가부좌를 결가부좌로부터 왼쪽 다리를 땅바닥에 떨어뜨린 것 같은 자세라고 설명하고 있으나, 그것은 잘못된 설명이다. 만일 수련 중 발목이 아파 부득이 결가부좌에서 반가부좌로 변경해야 할 때에는, 일단 결가부좌를 완전히 풀고 다시 처음부터 반가부좌 요령에 맞추어 앉아야 한다. 즉, 오른발을 충분히 끌어당겨 남자라면 고환 밑까지 충분히 집어넣고 다음에 왼쪽 발등을

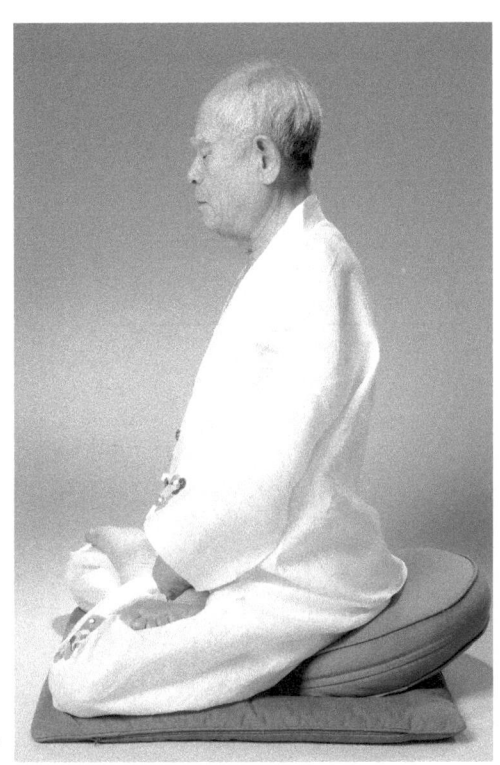

〈사진2〉 옆에서 본 모양

오른쪽 장딴지 위에 살짝 얹는다(허벅지 위에 얹는 것이 아니다).

선당 등에서 참선 수련하는 사람 중에는 한쪽 발을 반대쪽 허벅지 위에 얹은 채 시치미를 떼고 앉아 있는 것을 종종 볼 수 있으나 이는 절대 금물이다. 이거야말로 허송세월이다. 첫째로 왼쪽 무릎이 공중에 떠서 정삼각형이 되지 않는다. 따라서 몸의 중심은 오른쪽으로 기울어 피라미드형이 되지 못한다. 요즘 청년들은 다리가 굵어 초보 때에는 대부분 반가부좌로 시작하는 경우가 많다. 그리고 선원 등

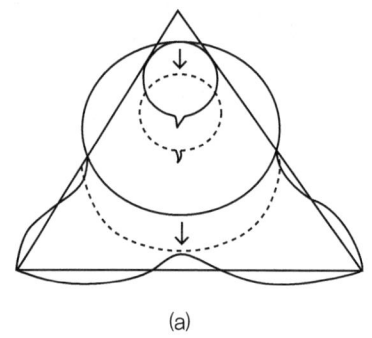
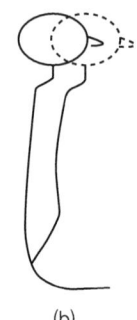

(a)   (b)

〈그림3〉 코마네치 자세

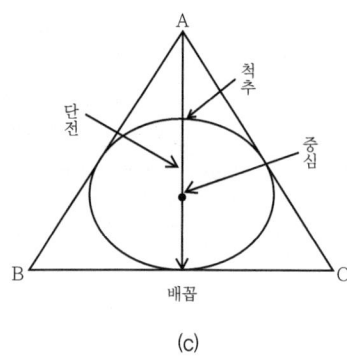
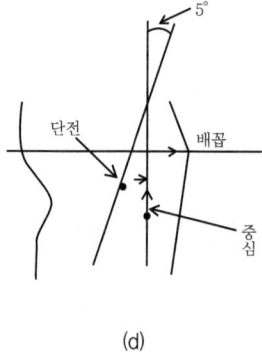

(c)   (d)

〈그림4〉 피라미드의 중심과 단전의 일치

참선 전문 도장에서도 잘못된 반가부좌로 수련하는 사람들을 보는데 한심하기 짝이 없다. 평좌할 때도 양쪽 무릎은 완전히 바닥에 닿아야 한다. 삼각추 자세를 만드는 한 이 세 가지 자세의 원리는 같다.

이 세 가지 좌법에서 주의할 것은 엉덩이를 충분히 뒤로 빼고 배꼽은 충분히 앞으로 내밀지 않으면 안 된다는 점이다. 〈그림3〉의 (a)는 이 자세를 위에서 내려다본 그림이고, 〈그림3〉의 (b)는 옆에서 본 그림이다. 엉덩이가 상당히 뒤로 빠진 것을 볼 수 있다. 나는 이것을 '코마네치' 라고 부른다. 〈그림4〉의 (c)와 (d)는 인간 피라미드의 중심(重心)과 단전이 역학상으로 일치하였을 때의 설명이다. (c)는 위에서 보았을 때이고, (d)는 옆에서 보았을 때이다.

　목은 똑바로 세워 천장을 뚫는 기분으로 쭉 뻗는다. 상투를 끈으로 매어 천장에 매달았다고 상상하라. 내 경험에 의하면, 처음엔 반가부좌로 시작한 사람도 몇 달 안 가서 결가부좌로 바꾼다. 결국 사람은 태어날 때부터 결가부좌가 가능하도록 구조가 되어 있는 것이 자연스러운가 보다.

(b) 인상

　손을 놓는 법을 인상(印相)이라 부른다. 나는 감수인(坎水印)을 한다. 이것은 주역의 이론을 이용하여 내가 응용한 것이다. 그것이 알파파 파워를 더 강하게 방사한다는 사실을 뇌파측정기로 확인했기 때문이다. 이것은 음양이론상으로도 설명할 수 있지만 여기서는 생략한다. 이것은 오른 손바닥을 단전에 놓고 그 위에 왼 손바닥을 놓은 방법이다(〈사진3〉 참조).

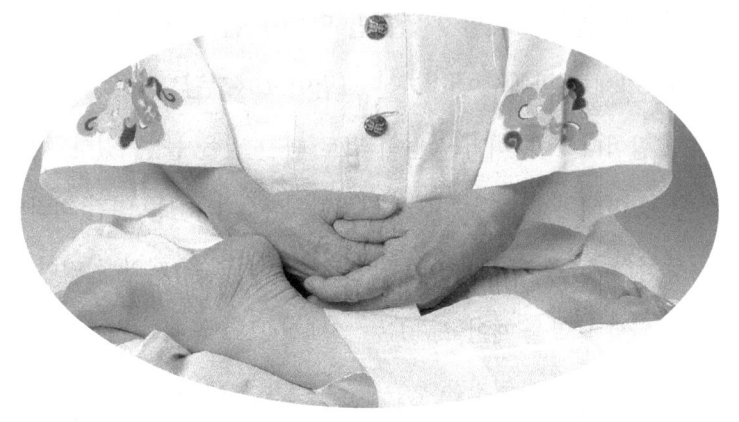

<사진3> 감수인

(c) 피라미드식 자세의 역학적 해설

우리 수련은 원칙적으로 피라미드식 자세를 한다. 피라미드 자세
는 다리 근육세포에 강한 스트레칭을 줌으로써 거기서 방출하는 펄
스에 의해 뇌가 조깅할 때 이상의 자극을 받아 활성화된다는 사실이
증명되고 있다. 또 무릎 관절 퇴화 예방에도 도움을 준다.

이 좌법의 원리는 인체의 중심(重心)에서 방사하는 피라미드 파
워를 이용해 단전을 자극하여 활성화하는 데 그 핵심이 있다. 단전
의 활성화는 즉시 뇌로 전달되고, 뇌를 알파 상태로 만드는 데 도움
을 주며, 결과적으로 알파파 방출을 왕성하게 만든다. 다행히 단전
과 중심은 서로 가까운 곳에 위치하고 있다.

그러나 〈그림 4〉의 (d)에서 보는 바와 같이 단전은 약간 배의 뒤
쪽(척추 쪽)에 위치하고, 중심은 앞쪽에 위치한다. 때문에 단전과

중심을 일치시키기 위해서는 먼저 신체에 고정한 단전을 앞쪽으로 밀어내야 한다. 그러면 단전이 중심선과 일치한다. 그러나 (d)에서 보는 바와 같이 단전과 중심은 상하로 조금 떨어져 있으므로 중심을 위로 올리기 위해서는 약 5도 앞으로 구부려야 한다(중심상하 이동의 물리법칙).

(d) 의자에서의 수련법

의자에서라고 하여 별다른 점은 없다. 원리는 결가부좌 때와 같이 단전과 중심(重心)을 일치시키면 된다. 여기에서 주의할 것은 〈사진4〉와 같이 가급적 의자 앞부분에 앉는다는 점이다. 의자등에 기대서는 안 된다. 그리고 양 무릎과 엉덩이를 가능한 범위에서 정삼각형으로 만드는 것도 같다. 위에서 보았을 때 이 삼각형 안에 몸이 들어가 있는 것도 마찬가지다. 그것은 피라미드 자세를 만들기 위해서다. 이것을 옆에서 본 것이 〈사진5〉이다. 물론 테이블에서 사무를 보거나 책을 읽을 때에는 양손을 테이블 위에 얹어도 좋다. 그리고 어깨에서 힘을 빼고 호흡하는 것도 결가부좌 때와 마찬가지이다. 이것을 완성하기 위해서는 먼저 바닥에서의 피라미드 자세에 익숙해지는 것이 전제이다.

지금은 동양에서도 생활에서 대부분 의자를 사용한다. 그런 의미에서 응용면에서는 평지에 앉는 자세보다 오히려 의자에 앉는 자세가 더 중요할 것이다. 그러나 심신에 주는 영향으로는 평지에서의

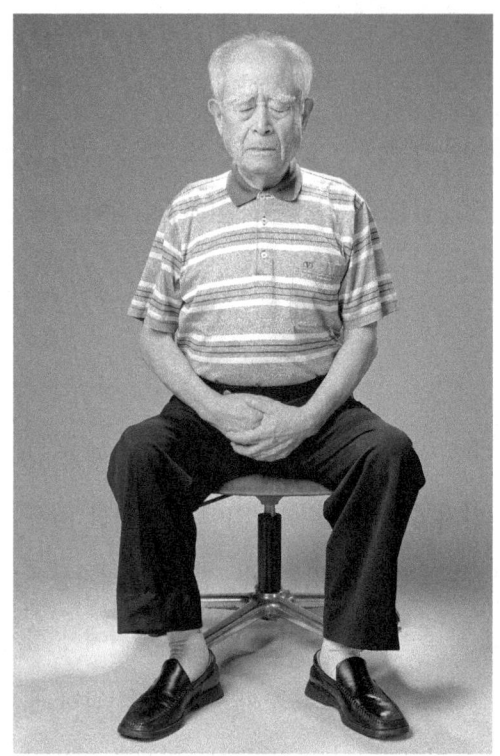

〈사진4〉 의자에서의 수련법

피라미드 자세가 100이라면 의자에서의 자세는 60 정도이다. 그 때문에 부득이한 경우를 제외하고는 의자에서의 수련은 피하는 것이 좋다. 다만 사무를 볼 때나, 공부를 할 때 응용하도록 한다.

(3) 배꼽호흡 건강법 핵심

(a) 자세

참선이란 명상 중에 정신통일이 철저히 되어 있어 피아일체(彼我

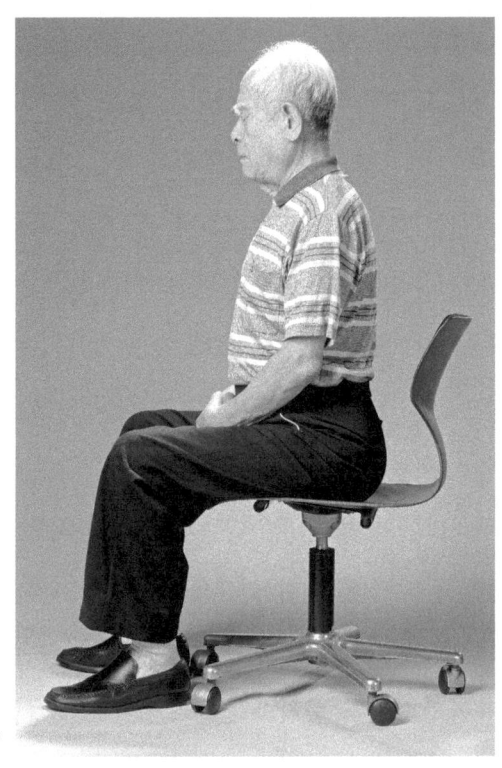

〈사진5〉 옆에서 본 모양

一體)의 삼매경으로 향한 상태를 말한다. 따라서 우리의 일상생활
중에서도 명상에 가까운 상태가 종종 있고, 때로는 '나도 대상도 없
는' 삼매 상태에 빠지는 일도 있다.

어떤 발명가는 말했다. "창조라는 것은 결국 직관에 의해 승부가
좌우되며, 그와 같은 직관을 양성하는 데 집중, 즉 정신통일이 가장
좋다"고. 정신통일에는 명상이 가장 효율적이라는 것은 이미 잘 알
려져 있다.

무엇 때문에 이 바쁜 시대에 배꼽호흡 건강법 수련을 하는가? 그것은 심신의 건강, 정신통일의 철저, 집중력의 향상, 고정관념의 타파 등을 얻기 위해서다. 그 결과 항상 머리와 몸이 최고 컨디션을 유지하고 매사에 능률이 오르며, 직관으로 좋은 아이디어가 떠올라 연구나 경영을 촉진시키고, 따라서 활기찬 삶을 살아갈 수 있다. 창조는 최후에는 직관의 형으로 이루어진다. 칸트는 매일 집에서 문을 통해 보이는 전나무를 바라보며 집중력 향상을 꾀했다고 한다.

사람은 평온무사할 때에는 자아에 대한 문제에 관심이 없으나 불행하다든가, 병에 걸린다든가, 나이를 먹든가 하면, 수십 년의 생명, 한정된 자신에 대한 한계와 불안을 느낀다. 더 정확하게 말한다면 '죽음'에 대한 공포를 느끼게 된다. 이와 같은 유한의 자기에 대한 불안과 공포를 탈피하고, 안심입명의 경지를 얻기 위해 무한절대의 자기, 즉 '자기의 본성'을 발견하는 것이 참선의 본래 목적이라고 할 수 있다. 석가모니는 보리수 밑에서 6년 동안 참선에 열중한 결과, 삼매에 들어가고 새벽의 밝은 별을 본 순간 자기의 본성을 깨달았다. 석가모니는 이로써 유한상대의 인간이 그대로 무한절대의 가능성을 지니고 있음을 확인하고, 또 참선이 그것을 파악하기 위한 가장 확실한 방법이라는 것도 실증한 것이다. 이후로 석가모니가 행한 방법을 그대로 실천함으로써 그가 도달한 경지를 바로 얻으려고 하는 종파가 확립되어, 오늘날의 참선에 이르고 있다.

나는 수련할 때, 자세에 대해 특히 까다롭다. 그것은 결가부좌에 대해서이다. 이 자세가 척추에 가장 무리가 가지 않는 좌법이라는 것은 과학적으로도 증명되고 있다. 따라서 이와 같은 자세가 아니고 서는 하루 동안 10여 시간씩 앉아야 하는 참선의 정진 훈련을 견뎌 낼 수 없다.

이 결가부좌는 근방추의 면으로부터도 중요하다. 근방추란 근육 가운데 있는 길이 1~2mm의 물체로서, 이것이 근육과 함께 늘어나 면 여기서부터 신호가 나와, 연수에 있는 뇌 부활 시스템에 펄스를 보내는 장치이다. 근방추는 사람의 하반신, 특히 다리와 허리의 긴 장근(자세를 보존하기 위한 근육) 가운데 많이 포함되어 있다. 따라 서 수련에서 결가부좌를 하고 허리를 쭉 편 자세는 하반신의 긴장근 을 긴장시키고, 이것은 근방추의 작용을 활발하게 하여, 그 결과 두 뇌를 활성화시킨다. 우리가 결가부좌 자세만 취해도 머리가 맑아짐 을 느낄 수 있는 것은 그 과학적인 근거가 여기에 있다는 것을 알 수 있다. 그 자세를 더욱 과학화한 것이 피라미드 자세이다.

(b) 호흡

우리 수련에서는 호흡을 중시한다. 이는 호흡과 마음의 상태가 상 관관계에 있기 때문이다. 사실 마음이 안정되었을 때에는 호흡도 안 정되고, 마음이 산란할 때에는 호흡도 불안정하다는 것은 일상생활 에서 누구나 경험했을 터이다. 내가 지도하는 참선에서는 의식적으 로 출장식호흡을 실시함으로써 집중력을 향상시킬 뿐만 아니라 자연치유력을 강화하여(알파 상태) 신체의 건강을 촉진시키고 있다.

석가모니께서 깨침을 얻은 직후 제자들에게 말씀하셨다고 한다.

"나는 이 3개월간, 마음을 집중한 호흡법을 실행하여 실로 얻은 바가 많다. 들이쉬는 숨, 내쉬는 숨들을 성의껏 실행한 결과, 사색도 깊어지고 지금까지 느끼지 못했던 미세한 일까지 깨닫게 되었다."

이 내용은 《잡아함경》에 기록되어 있다.

호흡에 의한 건강법은 현재 참선이나 요가와 같은 고래의 수행법을 비롯해 우리나라 단전호흡법과 중국의 선도(신선도)의 호흡법 및 태극권의 호흡법, 일본의 오가타식·후지타식 신심조화법 등 여러 가지가 있다. 나는 우리 전통의 단전호흡법을 배꼽호흡법으로 바꾸었다. 그것이 알파파 강화에 훨씬 효과적이라는 뇌파측정기의 실험결과 때문이다. 이 호흡의 중요성을 생각해보자.

첫째, 뇌로의 산소공급량이 크다.

호흡에 의하여 외기(外氣)를 들이쉬는 목적은 공기 중의 산소를 체내에 흡수하기 위해서다. 이 산소는 설명할 필요도 없이 사람의 세포가 작용하는 에너지원이고, 특히 뇌세포는 산소를 가장 많이 소비한다. 뇌로 가는 산소량이 부족하면 머리가 아프고, 의식이 희미해지며, 심하면 정신을 잃기까지 한다. 혈압이 정상인 사람의 뇌졸중은 이것이 원인이다. 반대로 뇌세포에 산소가 충분히 공급되면 두뇌회전이 빨라지고, 기분도 상쾌해지며, 능률이 오른다. 이 호흡법은 뇌의 활동을 활발하게 하는 이점이 있다.

둘째, 자율신경의 작용을 조절하고, 신체 전체의 작용을 활발하게
한다.

배꼽호흡을 하려면 횡격막을 상하로 평소보다 강하게 움직여야
한다. 그렇게 하면 횡격막 밑에 있는 장이며 기타 내장을 마찰시키
고 자극시킬 뿐만 아니라 흉선을 자극하기 때문에 T세포와 같은 흉
선 호르몬의 분비가 활성화된다. 또 배꼽호흡에 의한 내장의 압박은
내장에 고여 있는 혈액을 심장에 되돌려 보내는 역할을 한다는 것은
앞에서 설명한 바와 같다.

(c) 호흡과 집중력 관계

이 호흡법은 가능한 한 조용히, 태식으로 실행한다. 호흡이 안정
되면 마음의 안정을 유도한다. 따라서 이 호흡법을 매일 일정 시간
계속 실행하면 정신통일이 쉽게 이루어지고 두뇌도 상쾌해진다.

출장식호흡에서는 숨을 내쉴 때, 코로 공기를 바로 내보내는 것
이 아니라, 산소를 폐에서 취하고 나머지 기를 단전에 축적하는 것
이다. 이렇게 하면 아랫배에 힘이 충만해지는 것을 스스로 느낄 수
있다. 그런 다음 이 단전에 축적된 힘을 보존하면서, 배꼽으로부터
조용하게, 또 길게 숨을 내쉰다. 이와 같은 호흡을 일주일간만 해도
불안감 등은 해소되고, 한 달 동안 계속하면 노이로제도 완화된다.

여기서 가장 중요한 것은 이 배꼽호흡에 의해 집중력이 훨씬 강화된다는 사실이다.

도쿄에 있는 영재교육연구소에서 공부 잘하는 아이들, 즉 머리가 좋은 아이들과 공부를 못하는 아이들을 상대로 테스트한 결과를 보고했다. 그 결과 머리 좋은 아이들은 정신통일이 잘 되고, 또 오랜 기간 한 가지 일에 주의를 집중할 수 있었다. 다시 말하면 집중 지속력을 가지고 있다는 것이다.

이와 반대로 머리가 나쁘다는 아이들은 산만하고, 오랜 기간 한 가지 일에 주의를 집중하지 못한다. 따라서 공부에 열중하지 못함으로써 자연히 뒤떨어진다고 한다. 결국 아이들의 머리가 좋다 나쁘다, 또는 공부를 잘한다 못한다의 차이는 집중력 여하에 있고, 근본적인 차이는 없다는 이야기가 된다. 그러므로 학교성적을 향상시키려면 무엇보다 먼저 아이들의 집중력 훈련이 중요하다는 이치가 된다.

집중력 훈련은 정신통일을 유도한다. 물론 이것은 모든 일을 더욱 능률적으로 하기 위해서이다. 그런데 최근의 연구에 의하면, 정신통일 상태에서는 뇌파가 알파 상태인 13헤르츠 이하의 주파수가 된다. 뇌파가 13헤르츠 이하의 주파수가 되면 우뇌가 열린다는 사실이 밝혀졌다. 다시 말해서 우뇌가 활성화된다는 이야기이다. 우뇌의 활성화에 가장 중요한 사항은 면역력 강화, 즉 자연치유력의 강화이다. 때문에 이 상태에서는 우리 몸의 각종 비정상적인 상태가 원상으로 돌아온다. 이는 결과적으로 우리 몸에서 진행되는 모든 질병을 다스려주는, 실로 중대한 역할을 한다는 것을 알 수 있다. 다시 말해 우리 몸의 모든 질병을 다스리려면 먼저 우리 뇌를 알파 상태로 만들어야 된다는 이치이다. 그러니 이 배꼽호흡의 중요성을 재인식하였을 것으로 안다. 배꼽이야말로 우리 인체의 블랙홀이다.

3. 호흡법

뇌의 가장 활성화된 상태는 알파 상태이다. 이제까지의 체험에 의하면, 이 알파파의 방사는 호흡과 크게 관련된다. 우리 수련의 목적은 호흡에 의해 정신집중을 이룸으로써 가장 능률적으로 알파 상태를 유도하자는 데 있다. 배꼽호흡 건강혁명은 그를 위한 가장 효율적인 수련 방법이다.

(1) 호흡법이란?

우리 수련에서 호흡의 요령은 태식이다. 즉, 태아가 뱃속에 있을 때의 호흡이다. 이 태식을 통해 가장 효과적인 정신통일 상태를 이루고, 그 결과 뇌를 알파 상태로 만들자는 것이다.

호흡을 좌우하는 인자는 무엇인가? 또 우리가 원하는 조용하고 안정된 호흡을 방해하는 인자는 무엇인가? 그것은 자율신경이다. 조용하고 안정된 호흡을 하려면 자율신경의 균형이 이루어지지 않으면 안 된다. 자율신경의 불균형 상태는 흥분이다. 모두가 알다시피 흥분 상태에서는 호흡이 거칠고, 조용하지 못하다. 그렇다면 이 자율신경의 불균형 상태인 흥분은 왜 야기되는가?

그 주요원인이 정신적 작용인지, 아니면 육체적 작용인지를 먼저 검토해보자. 물론 정신과 육체의 상호 관련 아래 일어나는 것만은 사실이다. 그러나 일반적으로 흥분이라고 하면 정신적 흥분을 먼저 떠올린다. 하지만 흥분은 외부적인 자극, 즉 신체적 자극 없이는 일어나지 않는다. 그것은 주로 보고 듣는 것에 의한 마음의 흥분이다. 때에 따라서는 가만히 앉아 권투에서의 녹다운 장면을 생각해도 흥분할 때가 있다. 이와 같은 현상을 학술적으로는 정신적 조건반사라고 말한다.

그런데 만약 그 사람이 이전에 녹다운을 본 경험이 없다면 이와 같은 현상은 일어나지 않는다. 이것은 그야말로 어려운 심리학적 문제이다. 우리가 여기서 이와 같은 현상을 규명하는 것은 의미가 없다. 다만 무의식적인 행동도 의식적으로 반복할 때에는 조건반사의 영향을 받을 수 있다는 사실만 받아들이면 그만이다. 이것은 우리 건강 수련이 특수 호흡법의 의식적인 반복에 의해 정신집중과 조건반사시키는 현상을 실제로 채택하고 있기 때문이다. 그 방법과 과학적인 해설은 뒤에서 하도록 한다.

(2) 호흡법의 실제

배꼽호흡 건강법에서 채택하고 있는 호흡법은 출장식호흡이다. 이것은 다음과 같다.

가. 먼저 조용히 내쉰다 : Out 1st.

　　다음 들이쉰다. : In 2nd

나. 내쉬는 숨을 길게 쉰다 : Out long

　　들이쉬는 숨을 짧게 쉰다 : In Short

이것을 요약하면 다음과 같다.

Out 1st. Out long

In 2nd. In Short

　들이쉬는 숨에는 신경 쓸 필요가 없다. 다만 여기서는 호흡은 배꼽으로 한다고 상상한다. 절대로 단전이 아니다. 다시 말하면 코가 배꼽에 있다고 이미지화(imaging)한다. 그리고 공기를 상하로 출입시키지 않고 수평으로 들락날락하게 한다. 내쉬는 숨은 길게 전면으로 내보내지만, 들이쉬는 숨은 배꼽 뒤쪽 배 안에 풍선 같은 주머니가 있다고 상상하여, 그것이 불룩하게 차도록 들이쉰다. 여기서 중요한 것은, 척추 뒤까지 숨을 내보내지 않는다는 점이다. 그리고 절대 숨을 멈추어서도(止息) 안 된다. 숨은 내쉬는 즉시 들이쉬고, 들이쉬는 즉시 내쉰다. 지식을 하면 그 순간 뇌파가 알파에서 베타로 전환된다. 이것을 알파블로킹이라 부른다. 그리고 자기의 호흡 길이를 마음속으로 하나, 둘, 셋…… 하는 식으로 센다. 이것은 들이쉴 때나 내쉴 때나 구별 없이 세어나간다. 결국 이 숫자에 정신을 집중하는 것이다. 때문에 이 숫자 세기는 뇌파 강화 수련에서 대단히 중요한 수단이다. 예를 들어 설명해보자.

보통 사람의 호흡 길이는 1회에 3~5초이다. 때문에 초보자는 처음에는 5초 호흡부터 시작하는 것이 좋다. 먼저 내쉬는 숨을 3초 쉬고, 다음 들이쉬는 숨을 2초로 하는 것을 권한다. 따라서 먼저 내쉬면서 하나, 둘, 셋, 그리고 즉시 들이쉬면서 넷, 다섯 하는 식으로 마음속으로 숫자를 센다. 그리고 이 숫자에 마음을 집중한다. 초보 때에는 5초 호흡이 어려운 사람도 있을 것이다. 그러나 여기서 1초는 정확한 1초가 아니다. 그 길이에 다소 융통성이 있다. 따라서 이 5초가 너무 길게 느껴질 때에는 이 숫자는 고정시키되, 세는 속도를 약간 빨리 하면 된다. 반대의 경우도 마찬가지이다. 5초가 너무 짧게 느껴질 때에는 세는 속도를 천천히 하면 된다.

이것을 '숫자 세기'라 부른다. 5초라는 숫자를 약 2~3개월 지킨다. 그러나 수련하는 동안 자신의 호흡 길이가 점점 길어지는 것을 느끼게 될 것이다. 그때에는 8초(5-3), 10초(7-3) 등으로 점점 연장해간다. 여기서는 첫 단계로 15초(10-5)를 목표로 한다. 물론 이 15초는 한 번을 의미하는 것이 아니라 수련 중 내내 15초 호흡을 하라는 의미이다. 공부를 하거나 사무를 볼 때에도 가급적이면 15초 호흡을 하라는 이야기다.

초보자는 처음 1~2년은 15초, 다음 3~5년은 20~25초를 목표로 하면 좋다. 욕심을 부려 너무 길게만 숨 쉬려 하면 호흡이 거칠어져 알파파가 방사된다고 해도 그 강도가 상당히 약하다. 알파파 강도와 집중력의 강도는 비례한다. 또 이것은 우리 뇌나 부신피질에서 분비되는 각종 호르몬의 양하고도 비례한다. 때문에 무조건 호흡 길이를 연장하기보다 조용한 호흡이 더욱 중요하다. 호흡의 목표는 전신호흡이다. 즉, 호흡을 코로 안 쉬고 전신으로 쉰다. 이 정도가 되어야 우리는 의식적으로 자율신경을 어느 정도 컨트롤할 수 있다. 또 이 정도가 되어야 기억력도 기하급수적으로 강화된다.

그리고 호흡할 때 가장 주의할 점은 절대 배에 힘을 넣어서는 안 된다는 것이다. 배에 힘이 들어가면 자율신경의 균형이 깨지고, 그 결과 뇌의 알파 상태가 사라지면서 뇌에서 분비되는 각종 호르몬도 정지된다. 더욱 중요한 것은 배에 힘이 들어가면 우리의 정신상태는 베타 상태가 되므로 이때에는 우리 뇌에서는 베타엔도르핀 대신 아드레날린 호르몬이 분비된다는 점이다. 이것은 혈관을 축소시켜 혈관 내에서 많은 양의 활성산소를 발생하게 하여 세포를 손상시키고, 결국 고혈압이나 동맥경화를 유발한다.

물론 배에 힘이 들어가는 것이 건강 향상에 유익한 점도 있다. 그것은 배를 단련하여 건강을 증진시키는 건강법에서는 대단히 중요한 수단으로, 옛날부터 단전호흡 등에서 즐겨 사용하고 있다. 그러나 우리 건강 수련에서는 정신통일에 의한 호르몬 작용에 따른 건강 강화를 유도하는 것이 목적이므로 그 방법이 다르다. 그리고 더욱 중요한 것은 알파 상태가 아니면 '호메오스타시스', 즉 우리 몸의 자기치유력이 발휘되지 않는다는 점이다. 이런 상태에서는 아무리 좋은 약이나 유명한 의사도 임시방편으로 병을 치료할 수는 있으나 완전 치유할 수는 없다. 뇌의 이와 같은 상태를 변성의식 상태(ASC, Altered States of Consciousness)라 부른다. 결국 우리 수련의 목적도 이 변성의식 상태를 의식적으로 컨트롤하자는 데 있다.

내 체험에 의하면, 매일 아침저녁 30분 이상의 참선 수련을 약 30년 정도 실시한 후에야 다소 이에 대한 의식적인 컨트롤이 가능했다. 이 변성의식 상태에서는 소위 초능력 같은 현상이 심신에서 작용한다. 1,000자까지의 파이테이블 암송도 이 변성의식 상태에서는 쉽게 된다. 물론 시험공부나, 창의력를 발휘해야 할 때도 변성의식 상태에서 실행하면 경이적인 효과가 나타난다.

이 변성의식 상태는 내 체험으로 볼 때 슬로알파파와 시타파의 혼합이 아닌가 생각된다. 처음에는 나도 출장식호흡이 알파파 강도가 크기 때문에 무조건 이 호흡법을 채택했다. 그러나 약 30년이 지나자 이 출장식호흡이 변성의식 상태와 굉장히 중요한 상호 관련이 있다는 사실을 발견했다. 즉, 내쉬는 숨의 여하에 따라서 변성의식 상태도 좌우되고, 따라서 의식이 무의식에 미치는 효과도 다르다는 것이다. 이것은 의식적으로 무의식을 컨트롤하는 데 있어서 핵심이다. 이점이야말로 배꼽호흡 수련법의 가장 큰 노하우라고 확신한다.

(3) 리듬호흡법

이 수련에서의 호흡은 마음을 안정시키려는 목적 아래 극히 조용하게, 그리고 천천히 한다는 것은 앞에서도 이미 설명한 바 있다. 호흡이 조용하면 마음도 안정되고, 마음이 안정되면 다시 호흡이 안정된다. 이와 같이 호흡과 마음은 서로 상부상조하여 무념무상의 경지에 들어가는 것이다.

이것을 생리학적·물리학적 견지에서 검토해보자. 우리의 심장은 대단한 소음쟁이로서 정말 시끄럽다. 그것은 다른 사람의 가슴에 귀를 댄다든가, 또 양손가락으로 귀를 틀어막아 보면 쉽게 알 수 있다. 심장에서 나는 소리는 심장의 박동에 수반하는 혈류의 반응음이다. 이 리듬에 신체는 민감하게 동조한다.

특수한 수련을 하는 사람의 신체에서는 그 리듬에 따라 어떤 종류의 파동이 방사된다. 이 파동을 심전계와 같은 민감한 장치로 조사해보면 극히 불규칙한 봉우리를 가지는 퍼즐의 연속이 된다. 이 같은 봉우리는 심장박동 때문에 좌실에서 혈액이 나갈 때 발생하는 신체의 진동을 나타내는 파동이다. 그러나 숨 쉬는 것을 멈추면 이 심장에서의 불규칙 신호는 일정한 규칙적인 신호로 변한다. 이것은 정말 놀라운 변화이다. 그렇다고 우리가 숨을 멈춘 순간에 심장마저 박동을 정지하는 것은 물론 아니다. 이와 같은 변화의 원인을 생리학적으로 조사해보면, 심장의 대동맥조직이 공명체계를 갖추고 있기 때문이라는 것을 알 수 있다.

심장의 좌심실로부터 뿜어 나온 혈액은 단숨에 변막을 밀어젖히고 일련의 압력파로서 대동맥 밑으로 퍼져 나간다. 이 압력파는 신체의 하부에 있는 대동맥의 분기점에 충돌하고 그 분기점에서 반사하여 대동맥은 반대방향으로 진행한다. 그러는 동안 심장은 다시 한번 혈액을 뿜어내고 이 새로운 압력파는 반사하여 올라오는 압력파와 부딪친다. 이것이 신체의 운동에 반영되고, 불규칙운동으로 심전계에 나타난다. 그것이 우리의 호흡이 정지하였을 때에는 깨끗한 규칙운동으로 나타난다. 이것을 파동역학적으로 '뻬기셈 간섭'이라고 부른다.

즉, 두 개의 파동이 서로 반대로 중첩될 때 일어나는 파동학적 현상이다. 때문에 이 주파수를 맥놀이(비트) 주파라고 부른다. 이와 같은 현상이 우리 신체의 대동맥에서 일어나고, 그것은 신체의 진동으로서 새로운 파동을 우리의 몸으로부터 대우주의 공간을 향해 방사한다. 이를 일종의 공명 상태라 말할 수 있다. 이때의 주파수는 대체로 7사이클이다. 이와 같은 공명 상태에서 운동을 유지하는 데에는 최소한의 에너지밖에 필요로 하지 않는다.

우리 인간은 과연 얼마나 오랜 시간, 호흡을 정지하고 있을 수 있을까? 기껏해야 1분도 못 갈 것이고, 때문에 다시 호흡이 시작되면 또 이 질서는 혼란된다. 따라서 우리는 이 규칙적 리듬을 계속 확보하기 위해 가급적 조용히, 그야말로 숨을 쉬는지 안 쉬는지 알지 못할 정도의 호흡을 할 필요가 있다. 물론 호흡을 정지하면 이상적이지만, 그럴 경우 심장도 정지해 모든 것이 종지부를 찍는다. 이와 같이 우리가 진실한 전신호흡을 할 때 발생하는 주파수는 약 10헤르츠(사이클/초)가 된다. 이 진동은 우리 신체 전부에 전달됨과 동시에 머리에도 전파되며, 이것은 당연히 뇌에도 전파된다. 우리의 뇌파가 불규칙적인 진동보다 규칙적인 진동을 좋아하는 것은 말할 필요도 없다. 때문에 뇌파도 여기에 리듬편승한다.

은은한 여름 저녁, 반딧불의 깜빡임은 초저녁에는 시간적으로 서로 다를 것이다. 그러나 좀 더 어두워졌을 때에는 그 깜박임이 하나의 질서를 형성하고 마침내 수풀 전체의 반딧불이 일제히 일치하여 불이 붙었다 꺼졌다 한다. 농촌에서의 개구리 울음소리도 초저녁과 한밤중이 다르다. 이와 같은 현상을 리듬편승이라고 부른다. 자연계에서 서로 비슷한 진동수는 그 차이를 유지하기보다, 함께 보조를 맞추어 진동하는 편이 훨씬 에너지 면에서 경제적이다.

자, 이제 다시 본론으로 들어가자, 우리의 뇌파가 안정됨에 따라 평소(눈 뜨고 있을 때)의 30헤르츠에서 점차 알파파인 10헤르츠로 접근하게 된다. 그러는 동안 심장으로부터 전파하는 진동은 이것과 리듬편승하려고 한다. 그래서 이 양자는 상호 협조하면서 동조하기 쉽게 되고, 따라서 뇌파가 알파파로 되는 것을 돕는다. 호흡이 안정되고 조용해지면서 우리의 심장파도 10헤르츠에 접근하고, 한편 마음도 안정됨에 따라 뇌파 역시 알파파에 접근하는 것이다. 이 경우 양자는 에너지 경제 원리로 쉽게 리듬편승할 것은 당연하다(정신통일 상태가 알파파 상태라는 것은 이미 설명한 바 있다).

한편 지구는 전리층이라고 하는, 전기를 띤 입자의 층으로 둘러싸여 있다. 전리층의 아랫부분은 지표면으로부터 80km 지점부터 시작된다. 이것은 전기를 띤 층으로서 라디오 전파를 반사한다는 것은 널리 알려진 사실이다. 이 전리층은 높게 하전된 상태이기 때문에 지구와 함께 소위 축전지와 같은 형태를 갖는다. 음전기, 즉 마이너스(-) 전기를 띤 지구와 양전기(+)를 띤 전하층 간에는 전압차가 발생하고 이 전압의 차이는 지구와 전리층의 거리에 따라 고르게 분포되어 있다. 그와 같은 장에서는 당연히 전자파가 발생한다. 이 전리층 공간의 고유진동수는 대체로 7.5~9.5헤르츠이다(이것은 지구의 공진주파수, 일명 지구의 뇌파라 부른다). 이는 1952년 독일의 물리학자 W. O. 슈만 박사가 수학적으로 산출한 것으로 '슈만 리조넌스'라고 불리며, 실험적으로도 입증되었다.

이제 여기서 독자들은 번뜩이는 무엇인가를 느꼈을 것이다. 조건 여하에 따라서는 이 3자, 즉 우리의 신체파동과 뇌파, 그리고 이 우주파는 리듬편승하는 편이 편리하다는 점이다. 바로 그것이다. 내가 배꼽호흡 수련법을 지도할 때 목표로 삼은 것도 바로 이 점이다. 때문에 나는 리듬호흡법을 고안해내고, 이 상태를 뇌파측정기로 측정하면서 내 자신이 실험대상이 되어 실험을 거듭한 결과, 이 호흡법이 알파 상태 형성에 특히 효과적이라는 확신을 얻기에 이르렀다.

(4) 호흡의 과학적 해설과 수련법 명칭 배후

배꼽호흡 건강혁명의 핵심은 호흡법에 있다. 그리고 이것은 또한 상당한 과학적인 이론에 근거를 두고 있다. 우리는 이 호흡법에 의해 결론적으로 무의식까지 컨트롤하자는 것이다. 의식적인 변성의식 상태의 형성, 의식적인 잠재의식 및 무의식의 컨트롤, 과연 가능한 일일까?

이 건강 수련의 특징은 처음부터 끝까지 의식적인 호흡에 있다. 수련 중에는 일분일초도 호흡을 무의식적으로 해서는 안 된다. 그것은 장시간 의식적인 호흡을 함으로써 호흡을 담당하고 있는 무의식을 견제하자는 것이다. 나는 이와 같은 가설을 설정하고 30여 년의 시간을 수련했다. 처음 5～6년은 오직 알파파 형성에 주력을 두었고, 그것에 만족하고 있었다. 그런데 이와 같은 의식적인 호흡을 약 30여 년간 실시하자 점점 이상한 현상이 자각되었다.

일반적인 상태에서는 이루기 어려운 변성의식 상태가 어느 정도 마음만 먹으면 컨트롤이 가능하게 된 것이다. 그 첫째 증거가 기억력의 경이적인 향상이다. 나는 마음만 먹으면 얼마 안 가 영한사전을 암송할 수 있으리라 확신한다. 이제 곧 90세가 되는 노인이 말이다.

잠재의식의 의식적인 컨트롤, 나아가서는 DNA의 의식적인 컨트롤까지 가능하게 될 것이다. 이것은 현재의 과학으로는 꿈도 꿀 수 없는 위대한 발상이다. 그러나 나는 이것이 가능하다고 확신한다. 하지만 내가 현재 이것을 이루었다고 해도 이 사실을 인정할 사람은 없다. 오직 내가 모르모트가 되어 증명하는 수밖에 없는 것이다.

그를 위한 가장 효과적인 과제는 노화 억제이다. 물론 완전히 노화의 진행을 정지시키는 것은 불가능하다. 그러나 20~30%만이라도 억제는 가능하다고 확신한다. 인체의 각 기관은 사용하지 않으면 퇴화해 버린다. 그것이 진화의 기본원리이다. 만약 항상 소화제를 먹는다면 위는 소화액을 분비할 필요가 없어진다. 그것은 우리가 먹은 음식물이 함께 먹는 소화제에 의해 소화되기 때문이다. 그렇게 되면 위는 점점 게을러진다. 그러면 위의 소화액 분비 기관은 점점 소화액을 분비할 필요가 없어지고 끝내는 퇴화해 버린다. 그래서 위로부터 어떤 음식물이 들어와도 작동하지 않는다.

내가 착안함 점이 바로 그 이론이다. 우리의 호흡은 무의식이 담당한다. 그 때문에 우리는 날 때부터 호흡에 아무런 신경을 쓰지 않아도 된다. 우리가 잘 때에도 호흡은 무의식적으로 계속되고, 그 때문에 생명을 유지해가는 것이다. 그런데 몇 년 전부터 때때로 나에게 이상한 현상이 나타나곤 했다. 내가 어떤 순간 의식적인 호흡을 게을리 하면 호흡력이 평소보다 약해진다는 사실을 발견한 것이다. 이것은 내 호흡을 담당하고 있는 무의식이 호흡을 게을리 하고 있다는 증거이다. 물론 낮에 활동하고 있을 때에는 문제가 없다. 그런데 내가 밤에 잠자고 있을 때 그런 일이 일어나면 꼼짝없이 죽는 것 아닐까?

그동안 나는 거의 40년 동안 참선 수련할 때에 매일 3시간 넘게

의식적인 호흡을 해왔다. 그 때문에 내 호흡을 담당한 무의식은 적어도 하루 3시간은 호흡 걱정은 할 필요가 없었을 것이다. 그 결과로 장시간 세월이 흐르는 동안 내 호흡운동을 담당한 무의식이 퇴화되어버린 것이다. 즉, 내 무의식의 일부는 내 의식에 의해 침범을 당했다고 생각할 수 있다. 무의식과 의식의 혼합 상태, 그것이 변성의식 상태이다. 다시 말해서 의식과 무의식의 중간 상태이다. 이러한 상태에 대해 대부분의 과학자들은 인정하지 않을 것이다. 그러나 나는 자신 있게 인정할 수 있다.

만일 이것이 가능하다면 의식적으로 줄기세포도 어느 정도 컨트롤할 수 있을 것이다. 줄기세포란 우리 몸의 늙은 세포가 죽고 새로운 세포가 탄생할 때에 핵이 되는 세포를 말한다. 사람이 늙어죽는 것은 우리 몸의 세포가 점점 죽어가기 때문이다. 젊었을 때에는 세포 하나가 죽으면 대신 다른 하나가 생긴다. 그러나 나이를 먹으면 세포가 죽어도 새로 생기는 세포의 숫자가 충분하지 못하게 된다. 그래서 사람은 늙어간다. 이것이 노화이다. 그러나 이것은 무의식적인 작용이므로 우리는 이와 같은 세포의 죽음에는 의식적으로 속수무책이다. 누구나 늙어죽을 수밖에 없다. 그런데 이와 같은 세포의 사망에 대해 즉각 의식적으로 줄기세포의 형성을 도울 수 있다면 문제는 달라진다. 나는 이것을 의식적으로 컨트롤할 수 있다고 확신하는 것이다.

그러니 그것의 가부는 앞으로 내 몸의 노화 여하에 따라 증명될 것이다. 나는 올해로 88세이다. 과연 내년에도 내 건강상태가 올해와 같을 것인가? 아니, 95세, 100세까지도 노화가 상당히 억제될 수 있을 것인가? 내가 현재 실천하고 있는 노화 억제 방법은 원리적으로 이상과 같이 상당히 복잡하다. 그리고 현재로서는 아무런 과학적 증명도 없다. 오직 나만의 체험일 따름이다.

그렇다면 앞으로 호흡을 담당하는 무의식이 점점 퇴화하면, 나는 잠잘 때 호흡이 곤란할 것이 아닌가? 나는 최근 들어 자정이 되어 가면 이것이 점점 불안해진다. 그러나 어쩔 도리가 없다. 그렇다고 잠을 자지 않을 수도 없다. 그런데 이상한 것은 내가 자기 전 30분간 참선 수련을 하면서 의식적으로 무의식 호흡에 원상복귀를 명령하면 수련이 끝난 후부터는 무의식적 호흡이 쉽게 이루어진다는 점이다. 그 때문에 나는 아무 걱정 없이 잠을 잘 수 있다. 잠에서 깨어날 때에도 기분은 상쾌하다. 이것은 내가 자기 전 참선할 때에 내 뇌로부터 멜라토닌 호르몬(잠을 유도하는 호르몬)이 자동적으로 분비했다는 사실을 입증하는 것이다.

이와 같은 사실은 아직 과학적으로 증명할 수가 없다. 정말로 이것은 나만이 아는 비밀이다. 나는 만 100세가 되는 2019년에 보스턴 마라톤대회에 참가할 예정이다. 만일 이와 같은 일이 가능하면 내 노화는 억제된 것이고, 내 의식적인 줄기세포 컨트롤은 임상적으로 실증될 것이다.

왜 내 건강법을 배꼽호흡 건강혁명이라고 명명했을까? 거기에는 상당한 이유가 있다. 그것은 내가 수련 중 항상 배꼽으로 호흡을 한다고 이미지화함으로써 실제로 내 배꼽주위 세포 중에 있는 성체줄기세포가 활성화된다는 사실을 체험하고 있다. 그리고 나는 수련 중 변성의식 상태에서 그와 같은 성체줄기세포 컨트롤을 의식적으로 하고 있다. 이것이야말로 일반적으로는 상상조차 할 수 없는 초능력이다.

이와 같이 이제까지 무의식의 지배 아래 있던 성체줄기세포를 의식적으로 컨트롤하는 능력이 가능하다면 노화 조절도 의식적으로 가능하다는 이야기가 된다. 그리고 내 경험으로는 실제로 배꼽으로 호흡하는 것이 훨씬 집중도가 강하다. 배꼽에 구멍도 없는데 그것이 가능한가? 그것이 배꼽을 중심으로 하는 전신호흡이다. 이러한 사실은 나 혼자만이 증명해 보이면 믿기 힘들 것이다. 내 수련을 따르는 제자들에게도 가능해져야 한다. 그 때문에 2019년 보스턴 마라톤대회에 동참하겠다는 회원도 몇 명 있다. 그중에는 영국 BBC방송국 PD도 2명 포함되어 있다. 2005년에 히말라야 고산 마라톤대회 완주를 취재차 서울에 온 취재원들이다. 그들도 내가 하는 수련을 열심히 해서 기어이 나와 보스턴 마라톤대회에 동참하기로 했다. 그리고 그들은 내 수련책을 읽고, 열심히 건강 수련을 한다면 충분히 가능할 것이란 사실을 확신하고 있었다.

나에게 이와 같은 믿기지 않는 초능력이 있다는 사실이 알려지자 나를 따르는 많은 회원들이 이 호흡법의 노하우를 알기를 희망한다.

그러나 현재로서는 그것을 공개할 수 없다. 아직 과학적으로 확증이 없다는 것이 첫째 이유이고, 둘째로는 내가 지금 그 호흡법을 공개해도 실제로 나와 같은 경지에 이를 사람은 현재로서는 한 사람도 없기 때문이다. 여기에는 그 앞 단계의 수련 완수가 필수적이다. 대수, 기하도 모르는 사람에게 미적분을 가르칠 수는 없다. 그러나 앞으로는 머지않아 후계자가 몇 사람 나타날 가능성이 기대된다. 제발 그와 같은 사람이 조속한 시일 내에 나타나기를 바란다. 이 책의 제목이기도 한 배꼽호흡 건강혁명이라는 명칭에는 이와 같은 과학적 배경이 숨어 있다.

이상으로 호흡법의 과학적 검토를 마친다. 하지만 아직 정말로 가능한 것인지 믿지 못하는 사람이 대부분일 것이다. 나는 이와 같은 사실을 구명하는 것이 하늘이 내게 내린 사명이라고 확신하고, 이제부터의 여생을 무아(無我), 무욕의 경지에서 죽는 순간까지 매진할 것을 고백하는 바이다.

생활참선 노트(2)

1. 공(空)의 과학적 해설

공이란 글자대로 풀이하면 비어 있는 것을 말한다. 즉, 아무것도 없다는 뜻이다. 물론 진공도 공이다. 그렇다면 어디가 비었다는 말인가? 전 우주가 몽땅 비었다는 말인가? 물통에 물이 없다는 말인가? 일반적으로 우리가 말하는 공은 우리의 골통(머리)이 비었다는 의미로 쓴다. 그렇다면 머리의 어디가 비었다는 말인가? 여기서는 머리가 물리적으로 비었다는 뜻이 아니다. 정신적으로 비었다는 의미이다. 다시 말해서 머리 안에 정신이 가득 차 있던 것이 불활성 상태에 있고 정신작용이 중지됐다는 이야기다. 그렇다면 정신 나간 사람도 머리가 빈 사람인가? 아니다. 여기서는 오히려 정신은 있으나 부동(不動)의 상태를 말한다. 정신적 깡통이 아니고 오히려 정신적으로 확 열린 사람을 뜻하는 것이다.

그러면 도대체 머리가 비었다는 이면에는 어떤 기능이 숨어 있다는 말인가? 머리 빈 사람은 머리가 꽉 찬 사람과 어떤 점에서 다르다는 말인가? 내가 오랜 생활참선 끝에 체험적으로 터득한 공의 과학적(심리학적) 기능과, 정신적(종교적) 기능면으로부터 검토한 궁극적인 상태를 살펴보자.

첫째, 공의 상태는 어떤 수련이나 방법을 통해 이룰 수 있는가? 우리는 툭하면 머리를 비우라고 밥 먹듯이 말한다. 그러나 그 말은 사실 머리가 빈 상태를 깨닫지도 못하는 졸장부들이 자기 과장을 위해 상대방을 나무라는 말이다. 이런 공의 상태는 논리의 대상이 되지 못한다. 그렇다면 머리를 공으로 만들 수 있는 상태는 심리학적 면보다 생리학적 면으로 추궁하는 것이 순서일 것이다.

사람의 뇌는 지성과 이성의 사령탑인 신피질, 감정을 지배하는 구피질, 생명력의 근원인 뇌간(腦幹)의 3층 구조로 되어 있다. 머리가 비었다는 사실은 첫째로 신피질의 기능이 소진된 상태이다. 그렇다면 구피질이나 뇌간의 기능은 오히려 활성화될 것이 예상된다. 나는 공의 상태는 생리학적으로 뇌간의 역할이 크다고 확신한다. 이것은 내 오랜 정신수련에서 뇌간의 소리가 우리의 건강에 커다란 역할을 한다는 사실을 인지했기 때문이다.

그러면 이 3층 구조의 어느 부분에서 뇌파가 발생하는 것일까? 뇌파는 살아 있는 모든 사람의 뇌에서 방사된다. 뇌파에는 델타(δ), 시타(θ), 알파(α), 베타(β), 감마(γ) 다섯 종류가 있다. 이것은 주로 인간의 감정상태 여하에 따라 좌우된다. 감정은 구피질의 영역이다. 델타와 감마는 사람이 잘잘 때의 뇌파이다. 그리고 뇌가 가장 안정되고 활성화된 상태가 알파 상태이다. 일반 정상화 상태, 즉 일상생활의 뇌파 상태는 베타 상태다.

그리고 뇌의 비정상화, 즉 정신질환을 앓고 있는 사람의 뇌파 상태는 감마이다. 나는 대부분 사람의 뇌파는 구피질에서 방사된다고 확신한다. 그러나 수면이나 호흡 같은 자율신경 범위의 뇌파도 있다. 따라서 이와 같은, 주로 본능 영역의 뇌파는 뇌간의 영역이다. 그런데 뇌파 연구가들의 연구 결과, 뇌파는 주로 전두엽에서 강하게 방사되기 때문에 뇌파는 신피질에서 방사된다고 주장하는 학자도 많다. 전두엽은 이마 부분이다.

그러나 뇌 내부에서 보면 전두엽은 신피질과 구피질이 겹쳐 있다. 그리고 뇌파는 감정뿐만 아니라 자율신경의 영향도 크다. 뇌의 알파 상태는 자율신경의 완전균형 상태에서 방사된다. 즉, 마음이 안정되고 몸이 이완된 상태에서 방사된다. 그리고 호흡 상태 여하도 뇌파 방사에 커다란 영향을 준다. 이 자율신경과 호흡은 뇌간의 영역이다.

그런데 이 뇌파 상태에 따라 분비되는 호르몬의 종류가 다르다는 사실이 뇌 생리학적으로 밝혀졌다. 예를 들면 뇌의 알파 상태에서는 베타엔도르핀 및 도파민 등의 호르몬이 분비된다. 베타 상태에서는 아드레날린, 놀아드레날린이 분비된다. 그러므로 우리의 뇌에서 방사되는 뇌파의 종류와 강도를 알면 그 사람의 정신상태도 알 수 있다. 베타엔도르핀은 혈관을 확대시키는 작용이 크다. 따라서 영양분과 산소가 우리 신체에 골고루 운반된다. 그리고 혈관 내 산소의 원활한 공급은 활성산소의 발생을 억제한다. 따라서 건강의 필수조건은 항상 알파 상태에서 생활하는 것이다.

베타엔도르핀은 정신이 안정되고 자율신경이 균형 상태에 있을 때 방사된다. 그러나 반대로 흥분하거나 자율신경이 불균형 상태에 있을 때에는 아드레날린 호르몬이 분비된다. 이것은 베타엔도르핀과 반대 작용을 한다. 따라서 건강체를 유지하는 필수조건은 베타엔도르핀 우세 상태에서 생활해야 한다는 사실을 알았을 것이다.

이와 같은 호르몬은 대부분 뇌의 시상하부나 뇌하수체에서 분비된다. 이것 역시 구피질에 속한다. 이처럼 뇌파관계나 호르몬관계는 구피질의 역할이 대단히 중요하다. 그런데 이 뇌의 3층 구조 중 우리는 이제까지 뇌간에 대해 너무나 등한시했다. 뇌간은 생명존재로서의 근원적 기능을 담당하고 있다. 이곳이 고장 나면 정신적으로나 신체적으로 여러 가지 변조가 야기되는 것이다. 일반 하등동물은 이 뇌간이 잘 발달되어 있으나, 사람은 신피질의 발달로 뇌간이 억제되어 있다. 특히 전두엽의 발달은 뇌간을 크게 위축시켜 버렸다. 인간이 만물의 왕좌에 군림하는 이유도 이 신피질의 발달에 있다는 것은 우리가 잘 아는 사실이다. 그러나 지식만능주의, 과학만능주의가 계속되면서 불완전한 뇌인 신피질만 비대하고, 완전한 뇌인 뇌간을 위축시켜 버렸다. 생명존재의 근원적 기관을 차단해버린 것이다.

모든 하등동물들은 인간이 보기에는 초능력에 가까운 신기한 능력을 가지고 있다. 얼마 전 동남아에서 일어난 지진으로 쓰나미가 해안을 덮쳐 수백만 명의 사상자를 냈을 당시 자연동물원에서 살고 있던 동물들은 쓰나미가 오기 전에 모두 산 위로 이동하여 대부분 목숨을 건졌다고 한다. 이것은 2차대전 중에도 출항하기 전 군함으로부터 쥐들이 도망해 나온 배는 거의 다시 항구로 돌아오지 않았다는 보고를 보아도 알 수 있다. 비단 하등동물뿐만 아니라 이전에는 사람도 같은 능력을 가지고 있었을 것이라고 나는 생각한다.

뇌 생리학자들의 주장에 의하면, 이와 같은 초능력은 뇌간의 담당이라는 것이다. 그 예로 숫자는 적지만 지구상에는 아직도 이와 같은 초능력을 갖고 있는 원시인들이 살아 있다는 보고를 듣고 있다. 오스트리아의 원시인이나, 아마존 원시인들은 수백 리 떨어진 곳에서도 상호 텔레파시로 통신을 하고, 어떤 천재지변도 사전에 탐지하여 거기에 대한 예방책을 강구하고 있다는 이야기다.

그리고 신피질이 발달하여 뇌간이 위축되었다고 생각되는 사람

중에도 야생동물과 같은 초능력을 발휘하는 사람이 상당히 많다. 그 가장 으뜸은 석가모니와 예수일 것이다. 이외에 정도의 차이는 있어도 특수 수련으로나 선천적으로 초능력을 발휘하는 사람들도 상당한 수에 이른다. 그런 사람들은 생리학적으로 볼 때, 신피질과 뇌간이 균형적으로 발달한 사람들이거나, 특수 수련을 통해 뇌간의 위축을 회복한 사람들이라는 생각이 든다. 잘 알려진 사람 중에는 미국의 에드거 케이시, 인도의 사티아 사이 바바, 우리나라의 토정선생, 율곡선생, 이순신 장군 등이 좋은 예일 것이다.

그렇다고 현대인들이 이와 같은 초능력을 회복하기 위해 원시생활로 다시 돌아갈 수는 없다. 과연 인간은 이와 같은 사실을 방관한 채 후퇴만 하고 있어야 할 것인가? 나는 그렇지 않다고 생각한다. 이제라도 필요할 때 신피질 기능을 억제하고 뇌간의 기능을 회복시키는 노력이 요망된다. 그리하여 항상 공의 상태, 즉 자유 활달한 상태로 생활함이 바람직하다.

그것은 신피질의 기능을 어떠한 방법으로 마비시키느냐에 달려 있다. 모르핀과 같은 강한 마취약이나 강한 알코올로 신피질을 마비시키면 가능할 것 아닌가 하고 생각하기 쉽지만 만일 외부로부터 약물치료를 할 경우에는 신피질뿐만 아니라, 구피질과 뇌간도 동시에 마비된다는 문제가 발생한다.

반면 두뇌에 대한 과학적 연구의 발달은 일진월보하고 있다. 1983년 노벨 생리학상을 수상한 미국의 R. W. 스베리 박사에 의해 대뇌피질의 우뇌와 좌뇌의 역할분할이 명확해지고, 주로 뇌의 시상하부와 뇌하수체에서 각종 호르몬이 합성된다는 사실이 발견되었다. 또 포도당에 함유된 탄소 동위원소를 사용하여 기능을 추적하는 방법

(PET)이 실용화되어 인간의 뇌에 대한 과학적인 접근이 가능하게 되었다. 이와 같은 방법을 이용한 PET, CT나 MRA 등의 스캔을 이용한 살아 있는 뇌의 과학적 분석 연구의 길도 열렸다. 따라서 앞으로 뇌에 대한 새로운 발견이 가속도로 이루어질 것이다.

이와 같은 연구결과 덕분에 뇌에서 분비되는 호르몬의 정체도 점차 분명해졌다. 생명의 신비는 고통으로부터 생리체를 해방시키기 위해 특별한 선물을 준비하고 있었다는 것이 발견된 것이다. 이것은 생체 자체가 분비하는 마약 유사물질(오피오이드·퍼프지트)이다. 베타엔도르핀, 엔게파린 등이 그것이다. 그중 베타엔도르핀은 모르핀과 같은 강한 마취작용을 한다는 사실도 알려졌다. 때문에 이 엔도르핀이 뇌에서 분비된다면 뇌의 기능은 당연히 억제될 것이다.

그 후 연구를 거듭한 결과, 다행히도 이 엔도르핀은 신피질만 마취시키고 기타 뇌기관에는 영향이 없다는 사실도 밝혀졌다. 그러므로 이 베타엔도르핀 마취작용에 의하면 신피질의 기능은 억제되고 반대로 억압되었던 뇌간이 본래의 기능을 발휘할 수 있을 것이라는 사실이 예상된다. 각 기관의 관리센터도 이 뇌간에 있고, 이것은 사람이 원래 갖고 있는 자기 정상화 기능(호메오스타지스)을 충분히 발휘하게 하는 컨트롤센터이기도 하다. 따라서 뇌간은 건강유지의 관점에서 볼 때도 중요한 장소이다. 상징적으로 말하면 생명이 깃들고 있는 장소이기도 하고, 우리의 혼(魂)과 같은 가장 원천적이고 중요한 장소이기도 하다. 텔레파시, 예지 등의 초능력도 여기서 관할한다고 믿고 있다.

게다가 이 엔도르핀 호르몬이 뇌의 특수한 의식 상태(무념무상, 변성의식 상태, 미드알파 상태 등)일 때에도 활발하게 분비된다는 사실이 알려졌다. 내가 착안한 점도 바로 여기에 있다. 만약 우리가 어떤 특별 수련에 의해 뇌를 의식적으로 변성의식 상태로 컨트롤할 수 있는 능력이 있다면, 신피질의 기능을 이 엔도르핀 호르몬에 의해 의식적으로 억제할 수 있을 것이 예상된다.

이상의 이론으로부터 사람의 신피질 활동을 억제함으로써 뇌간의 활동을 회복시킬 수 있다는 사실을 알게 되었다. 그렇다. 이처럼 자기의 의식에 의해 대뇌신피질을 마비시켜 그 기능을 일시적으로 정지시킨 상태야말로 뇌의 빈(공) 상태가 아니겠는가? 그럴 때 대뇌피질은 비었지만 뇌간은 활성화 상태에 있고 따라서 우리에게도 초능력자와도 같은 예지, 텔레파시, 자동수기 등 능력이 발휘되는 것이 아닐까? 그리고 나는 현재 이 점에 대해 상당한 관심을 갖고 수련을 계속하고 있다. 물론 나에게도 초능력이라 할 수 있는 현상들이 종종 일어나고 있다.

앞서 이야기했듯이 나는 파이테이블을 암기할 수 있다. 이것은 변성의식 상태, 다시 말해서 극도의 정신집중 상태에서 발휘된다. 이때에는 어떤 암기의 대상물을 기억하려 하지 않고 다만 원고를 쳐다보기만 한다. 그리고 다시 눈을 감고 암기의 대상을 이미지로 투시하면 막연하게나마 이미지스크린에 떠오른다. 이것을 명상법(瞑像法)으로 연결하면 되는 것이다. 이것은 우리가 사진을 찍고 그것을 재생하는 이치와 같다. 즉, 디지털이 아니라 아날로그적 기억법이다. 이는 우뇌의 활성화와도 상통한다.

여기서 결론을 내릴 시점이 된 것 같다. "공(空)! 머리를 비워라!" 하는 말은 결국 어떤 상태를 말하는 것인가? 그것은 대뇌신피질을 일시적으로 마비시켜 뇌간에 의존한 상태, 지식을 차단하고 지혜에 의

존한 상태, 다시 말하면 신피질 활동이 정지되고 뇌간 활동 중심으로 이루어지는 의식 상태를 의미한다. 바로 여기서 '생활참선'이 필요하게 된다. 다행히 나는 다년간의 수련을 통해 의식적으로 어느 정도 내 뇌를 변성의식 상태로 만들 수 있을 뿐만 아니라 엔도르핀 호르몬 분비의 컨트롤도 할 수 있는 능력을 미약하지만 다소 갖고 있다고 자부하고 있다. 여기에 대한 판단은 독자들에게 맡긴다.

이 결과는 당연히 대뇌기능의 컨트롤과 연결된다. 즉, 대뇌를 어느 정도 공의 상태로 컨트롤하는 것이 가능하다는 이야기다. 그렇다면 생활참선의 경지는 결국 공의 경지가 된다. "머리를 비우라"는 말은 의식집중 상태와 상통한다. 결론적으로, 우리가 건강을 유지하려면 뇌간의 소리를 들을 줄 알고, 그 지시에 따라 행동하는 것이 요망된다는 이야기이다.

그런 경지에서 볼 때 생활참선은 공의 수련이라고 말할 수 있다. 생활참선 수련은 우리들의 뇌를 비우는 수련이다.

심신일여(心身一如)!

2. 생활참선은 건강한 삶을 위한 청량제

이 세상에서 제일 가엾은 사람은 자신을 무능력하다고 생각하는 사람이다. 이 세상에 무능력한 사람은 하나도 없다. 배꼽호흡 수련(참선)은 이와 같은 자각을 일깨워준다. 또 이 세상의 모든 물질 중에서 완전히 잃어버릴 수 있는 것은 시간뿐이다. 누구도 잃어버린 시간을 다시 찾은 사람은 없다. 한번 가면 다시는 못 찾는 시간을 잃어버리면서도 사람은 그것이 아까운 줄 모르니, 이 얼마나 어리석은 사고인가?

우리 수련은 무엇이 가장 가치 있는 시간 사용법인가를 가르쳐준다.

참선은 인간을 고목으로 만드는 것이 아니라, 정반대로 사람다운 사람을 지향한다. 슬플 때 울 줄도 모르고, 불의를 보고도 움직이지 않고, 사랑을 하면서도 얼음장과 같은 그러한 인간을 만드는 것이 아니다. 실로 인간다운 인간, 진실한 사람, 슬플 때 엉엉 울 줄 알고, 불의를 보고 생명을 걸고 나설 수 있고, 사랑을 하면 자신을 상대에게 모두 바칠 줄 아는 온기 있고 훈훈한 인간을 만들자는 데 목적이 있다. 부동이란 정중동을 의미한다. 배꼽호흡 수련은 진실한 정중동을 체득하는 데 가장 효율적인 수련이다.

갓난아기의 마음으로 돌아가는 것이 참선의 본의라고 한다면, 어려운 말은 전혀 필요하지 않을 것이다. 생활의 모든 면에 참선이 있다. 참선이란 지식이 아니다. 체험 가운데 발생하는 것이다. 결코 어려운 말이 아니다.

참선이란 참선하는 곳에만 있는 것이 아니다. 운전기사는 핸들을 잡는 것이 곧 참선이고, 야구선수는 공을 던지고 치고 잡는 것이 곧 참선이다. 화가는 그림을 그리고, 학생은 공부하고, 가정주부는 가사를 돌보고, 젊은이들은 연애를 하는 것 등, 모든 사람들이 자신이 위치한 어느 곳에서나 최선을 다해 살아갈 때 거기에 참선이 있다.

참선을 전문적으로 수행하는 이들 중에는, 참선 체험은 논리를 초월한 세계에 속한다고 주장하는 사람이 많다. 이 주장은 참선을 체험하지 않는 일반인들에게 참선이란 열리지 않는 문 같은 인상을 주기 쉽다. 그러나 이는 심히 잘못된 사고라는 것이 참선의 뇌파측정에서 드러났다. 즉, 전문인이 아닌 극히 초심자의 경우에도 올바른 방법만 견지한다면 전문인에게서 나타나는 알파파가 나타난다는 사실이 밝허졌다.

때문에 참선은 누구에게도, 또 오랜 기간 수련하지 않더라도, 아주 짧은 시간이라도, 마음의 휴식을 얻기 위한 가장 효과적인 방법이다. 동시에 심신이 조화를 얻어, 즉 자율신경이 균형을 유지함으로써 마음과 몸이 평안하고, 성인병 예방에도 최고의 수련법이라는 것이 증명되었다.

혹자는 말한다. "참선은 과학을 초월한 것"이라고. 그러나 결코 그렇지만도 않다. 현대인은 모두 과학자이다. 현대인에게서 과학을 빼면 무엇이 남겠는가? 나는 참선이 아니라 그보다 더 고매한 것이라도 비과학적인 것은 받아들이지 못한다. 때문에 나는 참선에서 과학을 초월한 부분은 외면한다. 하지만 나는 과학보다 더 많은 것을 참선에서 배웠다. 아니, 지금도 배우고 있다는 말이 더 타당할 것이다. 그리고 이것은 내가 죽는 날까지 계속될 것이다.

OX식 테스트만 받고 자라 뇌세포가 단순화되었는가? 만원버스의 왕복운동과 텔레비전과 인스턴트 요리에 뇌세포가 굳었는가? 아무튼 요즘 청소년들의 뇌세포엔 활기가 없다. 우리는 목이 마르다. 목구멍이 타오른다. 차갑고 맑은 물이 필요하다. 콜라가 아닌 맑은 냉수가 필요하다. 그 냉수가 바로 참선이다.

사는 보람을 발견한 사람은 참선의 깨친 경지와 동등한 기쁨을 느낄 수 있다. 참선은 삶의 원동력이 되는 보람을 발견하기 위해 존재한다. 사물에 흔들리지 않고 무한한 포용력을 가진 '조용한 사람', '믿음직한 사람', '사람 중의 사람'이 되려면 어떻게 하면 좋은가? 거기에 참선이 있다. 일반적으로 사람은 항상 자기 앞을 보지만 나는 나의 내부를 본다. 나의 상태는 오직 나일 뿐이다. 나는 항상 나를 생각하고 나를 반성하고 나를 음미한다. 이것 역시 참선의 과정이다.

독일에서 학술회의가 개최되었을 때, 회의를 마치고 각국에서 온 학자들이 독일 정부의 안내로 국립박물관 구경을 갔다. 그런데 진열장 한구석이 빈 채로 있고 아무것도 진열되어 있지 않았다. 안내를 맡은 독일인 학자가 설명했다.

"여기는 참선이 진열되어 있습니다."

루스벨트 대통령에게 인도의 네루 수상이 말했다. "각하! 명상을 하십시오. 만일 당신이 매일 5분만이라도 앉아 있는다면 세계의 역사는 달라질 것이오." 그러나 그는 그 말을 듣지 않았다.

히스테리라고 하면 여성들의 전매특허처럼 생각하기 쉽다. 그러나 실은 남자에게도 히스테리가 있는 모양이다. 히스테리는 대뇌피질의 혼란에서 일어나는 것이다. 원래 히스테리라는 말은 그리스어의 히스테리아(자궁)에서 온 것으로, 임신 못한 여자가 텅텅 빈 자궁을 안고 있는 욕구불만이라고 되어 있다. 어느 날 우연한 순간에 이 욕망과 억제의 균형이 무너진다. 이것은 대뇌피질의 혼란을 가져오고 히스테리를 유발하기에 이른다. 남자에게 자궁이 없다 하여 자율신경의 불균형이 일어나지 말라는 법은 없다. 이 치료법은 단 하나, 균형을 바르게 유지하는 데 있다. 즉, 참선이 특효약이다.

불립문자(不立文字)라는 말이 있다. 이것은 경문 등 말에 집착하지 말라는 의미이다. 그 대상이 참선이라면 이론으로는 설명할 수 없고, 체험이 절대적이라고 하여 말이나 글로 표현하는 것을 못마땅하게 생각하는 것이 좀 이상하다. 특히 수련 동기가 되는 미묘한 심경이며 상태를 표현하는 데는 말이나 글이 중요한 역할을 한다. 때문에 오랜 기간 많은 선사들에 의해 갈파되어온 말들, 이른바 참선의 전문어가 생겨 오늘날까지 전해지고 있다. 이해하기 힘든 참선을 이해시키기 위해서는 더 많은 말이 필요하다는 것일까? 그러나 말은 어디까지나 말이다. 사용하기에 따라서는 잘못의 원인도 된다. 역시 '불립문자'가 성립한다는 이치라고 하겠다.

돈 많은 사람을 부러워하고, 돈에 대한 욕심이 굴뚝같을 때에는 부자 앞에서 고개를 들지 못한다. 또 권력과 직위에 대한 애착이 끊이지 않을 때에는 고위 관료 앞에서 당당할 수 없다. 그러나 가난해도 아무 불편을 느끼지 않고, 자기 마음을 어둡게 만드는 황금에도 아무 애착이 없다면 아무리 큰 재벌가 앞에 나가도 자신과 동등하게 대할 수 있으며 자기의 현재 지위에 만족하다면 비록 대통령 앞에 나가도 비굴해지지 않을 것이다. 참선이 목적하는 바도 이러한 인격의 사람을 만들어내는 데 있다.

사람은 태어날 때부터 평등하다는 것은 거짓말이다. 허리를 구부리지 않고는 들어갈 수 없는 몇만 원짜리 월셋집 방구석에서 난 사람과 고대광실이나 으리으리한 병원 침대에서 태어난 사람이 어떻게 동등하단 말인가? 그러나 이 불평등을 좁혀나가는 데 참선은 도움이 된다.

일본에는 회사 차원에서 매년 정기적으로 선방에 가서 일주일 정도 참선하는 기업이 많다. 이런 회사들은 노사분규도 없고 회사 발전도 눈부시다고 들었다. 내가 이런 말을 하면 혹자는 말한다. "당신은 직원들을 모두 얌전하게 만들어 기업가가 그들의 노동력을 착취하기 쉽게 해주려는 것인가?" 하고 말이다. 천만의 말씀! 오히려 반대이다. 도리어 기업가에게 평등의식을 심어주자는 것이다.

일본에서는 운동선수 중에서 참선을 수련하는 사람이 많다. 아니,

한 걸음 더 나아가 이 참선 수련을 중요한 훈련과정으로 삼고 있는 경우도 많다. 특히 그들은 큰 시합이 있을 때에는 종교를 초월하여 고명한 선승을 초빙하거나 또는 참선당에 가서 얼마 동안 집단으로 참선을 수련하는 경우가 많다. 비단 체육인들만 아니라 프로기사(棋士), 언론인, 정치가 중에서도 흔히 찾아볼 수 있다. 나는 여기서 그들을 본받으라는 것이 아니다. 참선은 그들의 독점물이 아니다. 다만 좋은 진리는 우리도 받아들여 우리의 것으로 만드는 데 인색하지 말자는 뜻이다.

지구상의 산소는 감소 일로에 있다. 또 공기의 오염은 산소의 감소와 같은 작용을 한다. 펄프 제조 등의 이유로 삼림이 훼손되는 것도 있지만 더 중요한 것은 화석연료의 사용에 의한 산성비의 피해이다. 이제는 늦은 감이 들 정도이니 얼마 안 가 인류가 멸망할 것이란 사실은 허황된 잠꼬대가 아니다. 이와 같은 환경에서도 살아남으려면 우리 몸의 환경순응 능력을 올리는 수밖에 없다. 특히 폐의 산소흡수 능력을 활성화시켜주는 것이 중요하다. 참선 수련에서 출장식 호흡법이 폐의 산소흡수 능력을 현저하게 향상시킨다는 사실은 나의 히말라야 등반에서 입증되었다.

나는 전국 청소년회관에 '참선교실'을 만들면 좋겠다고 생각한다. 참선이 아니라도 좋다. '명상교실'이라는 것이 더 종교적 냄새를 배제할 것이다. 요는 자세와 호흡만 바로 하면 자율신경이 안정된다는 것이다. 호흡은 의식적으로 자율신경을 다스릴 수 있는 단 하나의 기관이다.

청소년, 초등학교 학생들, 아니 유치원부터의 참선! 정치가도 기업가도 예술인도 체육인도 모두 참선을 한다면…… 하루 단 5~10분만이라도 전 국민이 참선을 하게 되는 것이 내가 생각하는 애국의 한 방법이요, 또한 나의 이상이다.

3. 생활참선 수련 중 왜 손바닥에서 땀이 나는가?

생활참선 도중이나, 끝난 다음에는 심신에 여러 가지 현상이 일어난다. 예를 들면 혈당치가 떨어진다거나, pH가 알칼리성이 된다든가, 기타 정신적·생리적 사실에 대해서는 참선의 효과에서 이미 체험적으로나, 과학적으로 상세히 설명했다. 그러나 참선을 시작한 사람이라면 자신이 지금 올바른 방법으로 참선을 수련하고 있는지 의문이 생길 때가 많을 것이다. 이것은 '베테랑'들에게는 불필요한 사항일지 모르겠으나 초보자들에게는 절대적으로 필요하다. 그러나 자칭 참선의 대가들 중에도 초보자와 마찬가지로 이러한 증상에 있는 사람이 상상외로 많다. 물론 각자가 뇌파측정기를 머리에 부착하고 참선한다면 이러한 설명은 필요 없다.

참선에서 뇌가 알파 상태가 되면 첫째로 기분이 좋아진다. 모르는 사이에 마음이 들뜬 상태가 된다. 둘째로 몸에서 열이 난다. 몸의 여기저기, 특히 안면이 근질거리는 사람들도 있다. 그리고 특히 손바닥에서부터 열이 나고 손바닥이 축축해진다. 일반적으로 열이 나면 이마에서 땀이 나오는데 참선 중에는 이마에서 땀 나는 사람은 적다(물론 예외도 있다). 때문에 나는 참선할 때의 뇌파측정은 억지로 머리에 센서를 부착하고 측정할 필요가 없다고 생각한다. 그저 손바닥에 센서를 대고 손바닥의 전기저항을 측정하면 가능하다고 생각하기 때문이다(땀은 염분이 있기 때문에 전기저항을 저하시킨다).

그런데 왜 몸에서 열이 날까? 어떤 물체를 따뜻하게 하려면 외부나 내부로부터 열을 가해야 된다. 동물의 체온은 음식물의 소화기능에서 발생한다. 그렇다면 참선할 때 갑자기 음식물의 소화(산화작용)가 활발해진다는 말인가? 그것은 충분한 설명이 될 수 없다. 그렇다면 그 근본적인 이유를 다른 곳에서 찾지 않으면 안 된다.

　　우리를 둘러싸고 있는 우주에는 기(氣)가 꽉 차 있다. 기는 에너지이다. 이것을 과학적으로는 진공에너지라 부른다. 에너지는 열이다. 그렇다면 이 우주의 기(靈氣)를 우리 몸에 흡수하면 될 것이다. 우리 몸이 우주의 기를 흡수하려면 파동역학적으로 리듬동조가 필요하다. 리듬동조의 과학적 조건은 주파수 일치이다. 그렇다면 우리 몸의 주파수와 대우주의 주파수가 일치해야 한다. 다행히 우주파(슈만 리조넌스 8.87헤르츠)의 주파수는 알파파(10±2 헤르츠) 범위 내에 있다. 그러니 우리가 생활참선 수련을 통해 뇌를 알파 상태로 만들면 이 우주의 대영기는 마치 댐의 수문을 열어놓은 것처럼 활기차게 우리의 몸 안으로 밀려올 것은 명약관화하다. 따라서 뇌파 상태를 의식적으로 컨트롤할 수 있는 생활참선 베테랑들로서는 생활참선 수련 중에는 물론 언제, 어느 장소에서든 필요할 때 필요한 양만큼 우주의 대영기를 흡수하여 우리 몸을 활성화할 수 있을 것이다. 그 결과 우리 몸은 가열된다.

　　그런데 왜 하필 손바닥부터 먼저 열이 나는가? 그것은 우리 몸에 들어온 기(열)가 우리 자율신경의 총본부(신경절·경락)인 단전에 먼저 흡수되기 때문이다. 우리는 감수인을 통해 단전 위에 양 손바닥을 접촉하고 있다. 때문에 참선할 때 몸이 후끈하고 손바닥에서 먼저 땀이 나올 것은 당연하다. 이렇게 해서 우리 몸 자체가 뇌파측정기 역할을 한다는 사실도 분명해졌다.

그리고 이 대우주의 영기와의 동조야말로 생활참선의 가장 큰 특징이다. 생활참선 회원들은 이와 같이 고차원적 노하우를 완전히 자기의 소유로 만듦으로써 생리학적으로 장수 유전자가 강화되고, 그 결과 무병장수를 획득할 수 있다는 확신을 가질 수 있다.

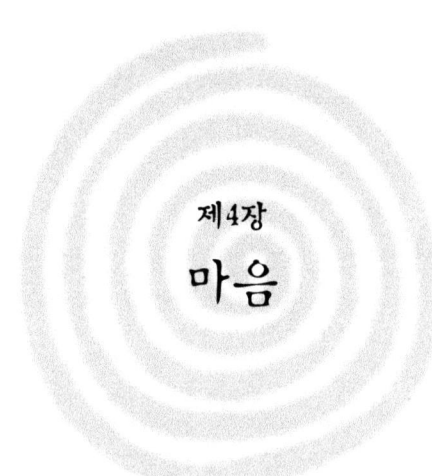

제4장

마음

1. 마음이란?

　마음이란 너무 광범위하고 막연한 개념이다. 때문에 심리학적 입장에서는 마음을 주로 의식으로 표현한다. 의식에는 현재의식, 잠재의식, 무의식, 군중의식, 또 융 등이 주장하는 집단무의식 등 종류가 많다. 그러나 우리 수련에서 중요한 역할을 하는 것은 잠재의식과 무의식이다. 잠재의식은 우리 모두가 잘 알고 있는 개념이고, 여기서 내가 특히 중시하는 것은 무의식이다.

　우리의 행동은 의식적 행동보다 무의식적 행동이 더욱 중요하다. 그리고 특히 유전자가 주로 무의식에 의해 컨트롤된다는 과학적인 주장에 주목해야 한다. 그런데 이 무의식은 일반적인 상황에서는 의식적으로 컨트롤하기 힘들다. 그러나 나는 오랫동안의 생활참선 수련을 통해 강한 집중의식으로 무의식을 컨트롤하는 방법을 터득했다. 이는 내 오랜 수련 결과, 임상적으로 체험한 사실이다.

　문제는 생활참선의 수련이다. 즉, 집중력의 향상이다. 강한 집중력이야말로 무의식을 컨트롤할 수 있는 유일한 열쇠이기 때문이다. 이 원리는 이미 앞에서 설명하였다. 의식적인 알파 상태의 유도, 의식적인 무의식의 컨트롤, 의식적인 유전자의 컨트롤 등 여러 차례 언급한 관계로 이만 생략하겠다. 오직 '행(行)! 행! 행!' 만이 필요하다.

나는 앞에서 알파파 방출과 그 강도는 우리가 의식을 집중시키는 위치에 따라 크게 좌우된다는 사실을 설명했다. 결국, 생활참선에서 의식의 집중 위치는 배꼽이다. 우리의 건강법이 배꼽호흡 건강법이라는 근거는 여기에 기인한다는 사실을 납득한다면 마음에 관한 해설은 더 이상 필요 없다.

2. 무념무상

무념무상은 글자 그대로 아무것도 생각하지 않고, 아무것도 의식하지 않는 소위 '무의식 상태'가 되는 것을 말한다. 물론 이것은 보통의 방법으로는 실현하기 어려운 이상에 가까운 경지이다. 하지만 전혀 불가능한 것일까?

참선을 전문으로 삼는 고승들은 참선이란 무념무상의 상태가 되는 것이라고 강조한다. 그러나 그들 자신도 몇십 년을 노력해도 그것을 쉽게 얻기 어렵다. 아무것도 생각하지 않고, 아무것도 의식하지 못하고, 아무것도 모른다는 것은 죽은 사람이거나, 머리를 한 대 맞고 실신한 사람 외에는 불가능한 일이기 때문이다. 이것은 우리가 무의식 상태라고 믿는 잠잘 때에도 꿈을 꾼다는 사실로도 알 수 있다.

선승들이 말하는 무념무상 상태일 때 뇌파를 측정해보면 10~12헤르츠의 미드알파파가 방사된다. 이것이 바로 정신통일 상태이다. 이런 점으로 해석한다면 무념무상이란 결국 정신통일 상태와 일치한다는 이야기가 된다. 그렇다면 정신통일 상태라는 것은 어떤 상태를 말하는가?

그것은 아무것도 생각하지 않는 것이 아니다. 다만 통일을 방해하는 잡념이라든가 망상 등에 대해 무념이고 무상일 따름이다. 즉, 의식이 한 가지 일에 집중된 상태이다. 다시 말하면 마음의 작용이 어떤 일정한 일에 집중되고 잡념, 망상에 의해 방해받지 않는 상태이다. 독서에 몰두하거나 일에 전념하는 등의 마음상태, 이것이 정신통일의 실상이라고 생각한다. 결국 통일이라는 것은 자신이 지금 행하고 있는 일, 또는 이제부터 하려고 하는 일에 대해 심신이 함께, 모든 주의와 에너지를 집중하는 것으로서 요가에서는 이 상태를 삼매라고 부른다. 또한 과학적으로는 알파 상태라 부른다.

심신의 통일 상태, 즉 알파 상태에 있을 때에는, 어떤 관념을 잠재의식에 입력시키는 데 대단히 효과적이다. 이것은 의식 상태와는 달리 입력하는 지식이나 관념을 방해하거나 비판하는 일이 거의 없는 상태이기 때문이다. 따라서 수용되는 비슷한 지식이나 생각과 결부하려고 하는 일이 거의 없는 상태이다. 다시 말하면 이와 같은 상태에서 잠재의식에 기억된 모든 관념은, 플러스 관념이든 마이너스 관념이든 그 관념에 관계되는 이미지를 강화하고, 여기에 관련된 감정도 나날이 강화된다. 따라서 그들이 바라고 있는 결과도 매우 단시일 안에 현실적으로 실현될 수 있다.

즉, 뇌에 입력한 성공회로가 당신의 마음과 몸을 성공을 향해 컨트롤한다고 말할 수 있다. 이는 인간에게만 주어진 특징으로, 우리 인생을 성공적으로 이끄는 데 있어 매우 중요한 사실이다. 실로 인간의 성공과 실패의 핵심이 여기에 있다고 나는 생각한다.

정신통일 상태에서 매일같이 적극적인 관념을 잠재의식에 입력하면, 점차 마음이나 신체에 변화가 일어난다. 흔히 "사람은 마음먹은 대로 된다"고 말하는데, 이는 그저 막연히 생각한다고 하여 결코 이루어지는 것이 아니다. 정신통일 상태, 알파 상태에서 마음먹은 것만이 사람을 마음먹은 대로 인도하는 것이다.

지금 서양에서 대유행인 각종 암을 포함한 불치병의 심리요법도 이와 같은 이론을 실천에 옮기고 있을 따름이다. '내 병은 점점 나아간다'는 플러스 관념을 계속해가며, '나는 완전한 건강체이다'라는 신념으로까지 마음을 끌어올린다. 그리고 당연한 일이지만, 몸은 그 관념에 따라가게 된다.

이것은 결과적으로 비록 암에 걸렸다 할지라도 그 세포를 파괴해 버리는 강력한 면역체 상태로 유도한다. 이 '신체가 관념을 따라간다'는 결과는 우리가 건강체를 유지하는 데 가장 중요한 상황이다. 사람이 무엇인가를 생각할 때에는 의식적인 면과 무의식적인 면이 있다. 의식적인 생각은 잘 알 수 있으나, 무의식적인 사고는 의식하기 힘들다. 그리고 일상생활에는 무의식적 작용이 더욱 커다란 영향을 준다. 이와 같은 관념이 우리의 심신에 얼마나 중대한 영향을 미치는지는 더 설명할 필요가 없을 것이다.

누구나 진심으로 구한다면, 우리의 정신과 몸은 그것이 반드시 실현되도록 작동한다. 사실 오늘날의 문명이나 문화는 인류가 고대로부터 바라고 있던 것을 실현시킨 결과라고 말할 수 있다. 따라서 건강이나 행복 같은 것도, 성별이나 연령에 관계없이 그 생명 속에는, 운명까지도 자유자재로 조절할 수 있는 가능성이 잠재해 있다.

이와 같은 잠재능력의 위대한 작용에 대해, 고대로부터 많은 철학자나 종교가들이나 심리학자들이 강조해온 것은 잘 알려진 사실이다. 예를 들어 미국의 머피는 "사람은 누구나 자기를 강하게 하고, 건강이나 운명을 행복하게 만드는 거인과 같은 힘을 갖고 있다"고 피력하고 있으며, 또 칸트는 〈생명여력설〉이라는 논문에서 잠재능력에 대해 "인간은 병자나 건강한 사람이나 모든 사람에게, 그 생명 가운데 자기 건강을 확보하고, 자기의 운명을 개척할 수 있는 감사할 가치가 있는 여력이 태어날 때부터 주어져 있다"고 말했다.

우리의 뇌에 어떤 감각이 일어나기 위해서는, 뇌가 먼저 감각자극을 수용하지 않으면 안 된다. 그리고 이 자극을 수용하는 것은 수용기라고 하는 감각세포의 작용이다. 여기서 뇌가 이 수용기에 자극을 받아들이면, 감각세포에 연결되는 감각신경을 통해 감각신호가 방사되고, 그 감각신호는 두뇌의 감각야(感覺野)를 향해 돌진한다. 그런데 이 기점인 감각세포로부터 종점인 뇌의 감각야까지는 철로와 같이 부드럽게 직결되어 있는 것이 아니다. 거기에는 '시냅스'라고 하는 관문이 여러 곳에 있다.

뇌에 있는 한 개의 신경세포는 수백 개부터 수천 개의 '시냅스'라고 하는 관문에서 돌진해오는 신호를 무조건 통과시키는 것은 아니다. 신호의 내용 여하에 따라 이것을 강화하기도 하고, 또는 약화하기도 한다. 더욱이 내용 여하에 따라서는 통과정지의 조치까지 취할 때도 있다. 즉, 시냅스의 작용에 의해 보내오는 신호는 여러 가지로 변조되는 것이다. 이것은 수용체에서 분비되는 각종 호르몬에 의해 조정된다.

이와 같은 사실로 볼 때 '무념무상' 또는 '정신통일'이라는 현상은 통일하는 부분의 감각을 강화하는 것이 아니라, 그 이외의 감각을 특수 호르몬 분비에 의해 억제하는 현상이라고 말할 수 있다. 그렇다면 문제는 이 특수 호르몬이다. 이와 같은 호르몬의 분비가 참선할 때의 뇌파 상태와 밀접한 관계가 있다는 사실이다. 정말로, 참선은 우주의식과 합치려 하는 인간의 영적 차원의 진화를 위한 수련이라고도 말할 수 있다. 대우주와 소우주(우리 인간)의 일체! 이와 같은 상태야말로 '무념무상'의 진면목이 아니겠는가?

3. 마음(의식)의 심리학적 검토

    마음이란 무엇인가? 대부분의 사람들은 지금 느끼고 있다든지, 지금 생각하고 있는 의식이 마음의 전부라고 착각하고 있다. 그러나 사람의 마음에는 지금 생각하고 느끼는 의식만이 있는 것이 아니라 더욱 깊은 곳에 잠재의식이라 불리는 무의식적인 마음이 따로 있다. 이것을 우리는 흔히 빙산에 비유한다. 빙산이 수면 위로 나타난 부분이 의식, 수면 아래 잠겨 있는 부분이 잠재의식(무의식)이라는 것이다. 그런데 그 비율이 보통 95:5 정도로 무의식 쪽이 비중이 더 크다고 한다. 그러니 우리 마음의 대부분이 무의식에 의해 행해진다는 사실을 알 수 있다.

    나는 과거 근 40여 년 동안 정신력 강화를 위한 수련을 뇌파측정기를 내 머리에 장치하고 연구해왔다. 그 결과 나는 의식을 집중하여 무의식을 컨트롤할 수 있다는 사실을 체험적으로 터득했다. 이것은 변성의식(變性意識) 상태에서 이루어진다. 이 변성의식 상태를 집중한 의식을 작용하여 컨트롤이 가능하다는 사실이 배꼽호흡 건강혁명의 가장 뛰어난 노하우이다.

이와 같은 상태의 유도에는 뇌파와 자율신경의 조절도 관련이 많다. 변성의식이란 의식과 무의식의 한가운데서 의식에서 무의식으로 옮아가는, 거꾸로 무의식에서 의식으로 옮아가는 마음이 변화하는 과정의 부분을 말한다. 의식하고 있으면서 무의식의 세계로도 들어가는 상태를 말한다. 즉, 의식과 무의식 양쪽에 걸쳐 있는 것이다. 이때 뇌파가 중요한 역할을 한다.

이 무의식을 처음 발견한 사람은 지그문트 프로이트(Dr. Sigmund Freud, 1856~1939년)이다. 그 뒤에 무의식에 관한 연구를 발전시킨 사람은 칼 융(Carl Jung, 1875~1961년)이라는 스위스의 심리학자이다. 그는 무의식에서 더욱 깊이 들어가면 집단무의식(集團無意識)이라는 영역으로 들어간다고 주장하였다. 이 세상에 존재하는 것은 모두 이 집단무의식 가운데 먼저 존재하고 있으며 그 뒤에 현실세계로 나타난다는 것이다. 이 주장은 현재 대부분의 심리학자들이 긍정적으로 받아들이고 있다.

여기서 가장 중요한 점은 앞에서 설명한 변성의식 상태를 먼저 형성하고, 이 변성의식 상태에서 '이미지'를 그리는 수련이다. 변성의식 상태에서 강한 이미지를 그린다는 것은, 강렬한 의식을 작동시킨다는 것이며, 그것은 그대로 이 집단무의식을 컨트롤하고, 이번에는 이것이 현실의 의식세계에 형체가 되어 나타난다는 것이다. 때문에 무엇이든 이루고자 생각했다면 우선 변성의식 상태에서 강한 이미지를 그려야만 한다는 것이다.

아무것도 아닌 것 같은 어중간한 상태, 얼핏 변성의식은 아무런 가치도 없는 한순간처럼 보인다. 그런데 이 변성의식을 잘 이용하면 믿을 수 없을 정도로 굉장한 결과를 실현할 수 있다고 나는 생각한다.

그러면 우리의 의식과 무의식을 컨트롤하는 핵심은 무엇인가? 그것이 내가 고안해낸 배꼽호흡 건강법이다. 이 수련을 통해 내 자신의 심신, 즉 정신력과 체력은 실로 놀랄 만큼 개선되었다. 그리고 내가 쓴 책을 읽은 독자들, 특히 이 수행법을 지도하는 수련회에 참석한 많은 회원들도 한결같이 이 사실을 긍정적으로 받아들이고 있다.

나는 그동안 이와 같은 수련법의 과학적 효과에 대해 많은 연구논문과 임상적인 실천을 통해 구명하려고 노력했다. 뇌의 변성의식 상태와 우뇌의 관계, 알파 상태와 각종 호르몬의 관계, 자연치유력(호메오스타시스), 집중력, 잠재의식, 창의력 등의 관계는 이미 많은 연구자들의 논문이 발표되었으므로 더 이상 설명할 필요가 없을 것이다.

이 변성의식 상태에서 이미지화한 것은 강렬하게 무의식 가운데 새겨지게 된다. 우리의 수련 목표도 이 변성의식 상태를 필요할 때에 의식적으로 형성하자는 데 있다. 이것을 심리학적으로 주장하는 사람이 데이비드 봄(David Bohm)이다. 봄은 전자포텐셜의 양자효과(봄 효과)의 발견자로 유명하며, 런던대학의 명예교수로 양자역학 분야에서는 저명한 이론물리학자이다. 그는 요즘 세계적으로 유행하는 뉴사이언스(New Science)의 제창자로도 알려져 있다. 이 학설에 대해 생각해보자.

그의 주장에 따르면 이 우주는 눈에 보이는 우주와, 보이지 않는 우주로 형성되었다는 것이다. 전자를 명재계(明在系, Explicate Order), 후자를 암재계(暗在系, Implicate Order)라고 부른다. 봄이 말하는 암재계는 융의 집단무의식 세계와 상통하는 이론이라 생각된다. 즉, 눈에 보이는 명재계는 보이지 않는 암재계 또는 집단무의식의 단순한 투영에 불과하다는 것이다. 따라서 그 본질은 모두가 이 암재계에 존재하고 있으며 "의미의 장(場)"으로서 존재한다는 것이다. 그 때문에 명재계에 존재하는 모든 현상은 암재계에서 먼저 일어난 현상에 불과하다. 따라서 현실적으로 무엇인가를 일으키고자 한다면 먼저 암재계에 의미의 장*을 만들어야 한다는 것이다.

명재계는 모두 암재계의 단순한 투영에 불과하며 그 본질은 모두 이 암재계에 존재하고, 의미의 장으로서 존재하고 있다는 것이다. 우리가 항상 변성의식 상태에서 이미지를 그리고 있으면 언젠가는 반드시 암재계에 의미의 장이 형성되고 있으며, 그렇게 되면 싫다고 해도 현실세계에 형태로 실현되어 버리는 것이다.

---

* 봄에 의하면 전자와 같은 소립자는 끊임없이 암재계에서 형성되고 있으며, 또 끊임없이 해체되고 있다는 것이다. 그런데 이와 같이 자유 행동하는 소립자도 어떤 조건이 주어지면, 많은 사람들이 군중의식에 의해 행동하는 경우처럼 협동체를 이룩할 때가 있다. 이와 같이 많은 소립자들이 뭉쳐서 하나의 협동체를 만들게 되면 거기에 '물질'이 나타난다는 것이다. 즉, 무질서에서 어떤 순간 질서 있는 일사불란한 형태로의 형성을 의미의 장이라고 말한다.

그러나 이상의 주장을 어느 정도 믿어야 할지, 또 이것의 과학적인 재현성은 몇 퍼센트나 되는지 확신하기 힘들다. 그렇다고 하여 이러한 주장을 일방적으로 배척할 필요는 없다. 이러한 논설이 우리 수련자에게 그 어떤 힘, 에너지를 불어넣어 주는 것도 사실이다. 다만 이와 같은 논설을 주장하는 사람들이나, 믿고 있는 사람들 가운데 과연 몇 사람이나 의식적으로 변성의식 상태를 형성할 수 있으며, 의미의 장을 컨트롤할 능력이 있는지 미지수라는 점이다. 우리가 생각하는 마음과 우리가 실천할 수 있는 의식과는 천지의 차가 있다. 오직 행(行)만이 모든 사실의 열쇠이고 명판사이다.

어떠한 이론이나 그것이 오직 이론으로만 끝나서는 아무런 가치가 없다. 물론 내 자신이 처음부터 이들이 주장하는 이론을 믿고 수련을 시작한 것은 아니나 이 논문을 읽은 후부터는 막연하나마 이들 주장의 타당성을 나도 인정하고, 수련을 통해, 그 이론의 진위를 가려보려는 희망도 품고 있다. 그런 점으로 볼 때, 이 배꼽호흡 건강수련은 심리학적 견지에서도 더 많은 관심을 가질 필요가 있다고 생각한다. 그렇다고 해서 우리 수련이 이와 같은 심리학적 이론의 실험무대는 아니라는 점을 독자들도 납득해줄 것을 기대하는 바이다.

생활참선 노트(3)

1. 나는 왜 히말라야 고산 마라톤대회에 참가했는가?

지관타좌(只管打座, 먼저 앉으라)를 잊지 마라! 먼저 앉고 볼 일이다.
그야말로 이번 등반은 생활참선 수련 실습 여행이라고 해도 과언이
아닐 것이다. 그리고 지구의 정상을 엉덩이 밑에 깔고 우주의 대영기
를 받으며 행하는 참선에서는 많은 영감(우주의 기)도 받을 수 있었
다. 특히 내 머리와 신체에서 방사되는 주파수와 우주에서 방사되는
우주파(슈만 리 조넌스)가 동조할 때 대우주와 소우주(인간)의 일체
감을 만끽할 수 있었던 것은 이러한 기회가 아니면 절대 불가능하다.

그리고 이번 참선 과정에서 실로 중요한 원리를 발견했다. 나는 베
이스캠프까지 올라가는 도중 올라가기 힘든 장소에서는 내려올 때
이러이러한 방식으로 어떤 코스로 내려올 것이라고 그 장소마다 머
리에 단단히 입력했다. 그리고 로지에서나, 휴식장소에서 참선할 때,
하산할 때 그런 장소를 통과하는 순간을 연상하며 마치 화면에서 실
제 보는 것처럼 이미지화하였다. 소위 초심리학에서 말하는 시각화
(視覺化)를 통해 잠재의식에 입력하는 수련을 습관적으로 실시한 것
이다.

그런데 올라올 때 새겨둔 힘든 장소는 내려올 때 정신이 긴장되어
까맣게 잊어버렸다. 하지만 하산할 때 그러한 장소에 오면 무의식적

으로 내가 참선 때 시각화해서 본 그대로 그 난코스를 무난히 통과하여 굉장한 시간 단축을 이룰 수 있었다. 이렇게 볼 때 비단 등산뿐만 아니라 우리가 일반 참선을 할 때도 자신이 원하는 것이 있으면, 먼저 정신통일을 이루어 뇌를 알파 상태로 만들고, 다음 그것을 시각화하여 잠재의식에 입력하는 것이 3차원에서 현실화될 때 더욱 효과적일 것이라고 생각한다. 이 사실은 앞으로의 수련 지도에 획기적인 결과를 초래할 것이라 기대되는 바이다. 우리의 생각을 현실화하려면 막연히 생각하기보다 반드시 시각화하여 완성된 결과를 잠재의식에 입력하는 것이 철칙이라는 말이다. 이점 또한 이번 히말라야 고산 마라톤대회에서 얻은 위대한 소득이라고 하늘에 감사드리는 바이다.

그리고 또, 새로 발견한 사실이 있다. 이제까지 불교를 비롯한 각종 종교단체나, 심리학자나 전 세계의 철학자들이 일체유심조(一切唯心造)를 말해왔다. 즉, 우리 몸의 일체의 행동거지는 마음에 의해 일어나고, 마음먹기에 따라 좌우된다. 옛날부터 "호랑이에게 물려가도 정신만 차리면 살 수 있다" 등의 문구는 만년의 원리로 인정받고, 모든 수양은 이 마음 다스리기에 핵심을 두고 있었다. 그런데 나는 이번 등산에서 이러한 사실에 의심을 갖기 시작했다. 그렇다면 이 마음이 일어나게 된 동기는 무엇인가? 몸의 요구가 아닌가? 배가 고프니 먹고 싶어지고, 피곤하니 쉬고 싶어지는 것이 아닌가. 거짓말도, 도둑질도, 온갖 비리도 그 동기는 몸의 욕구에서 일어난다는 사실을 깨달았다.

히말라야 등산 같은 일각일초가 생명과 직결(저산소, 저기압, 저온도, 산사태, 땅꺼짐)되어 있는 상황에서는 모든 신경이 한곳에 모인다. 죽기 아니면 살기다. 모든 신체의 욕구가 어떻게 해야 살아남는가 하는 일념뿐이다. 이런 상태에선 도둑질하는 사람도, 강간하는 사람도, 거짓말하는 사람도, 사기치는 사람도 없다. 왜냐하면 신체에서 특별히 요구하지 않기 때문이다. 그러니 이제까지 우리가 철석같이 믿어왔던 일체유심(心)조는 일체유신(身)조로 바꾸는 것이 진리가 아닐까. 그러니 사실 우리 심신을 다스리는 것은 몸부터 다스리는 것이 순서가 아니겠는가? 우리 생활참선의 실천을 통해서 말이다. 이것은 참선을 통하여 몸을 통제함으로써, 정신상태가 통제된다는 사실을 체험으로 확인했기 때문이다. 그러나 이것은 나 혼자만의 생각이고, 이것의 가부는 앞으로 많은 종교학자나 교수들의 연구를 통해 확립될 것을 기대한다.

우리는 이제까지 우리의 수련을 생활참선 건강법이라고 불러왔다. 그런데 금번 이곳에 와서 우리의 수련 내용과 그 심신에 미치는 영향을 몸소 체험할 때 이 수련은 건강법이 아니라 건강도(道)라 부르는 것이 더 합리적이라는 사실을 깨달았다. 우리는 이 수련을 통해 건강과 장수를 이룰 수 있는 것은 물론이지만, 그것은 우리가 도에 이르는 한 과정에 불과하다는 생각이었다.

도란 한마디로, 대우주와 소우주인 인간의 조화를 말한다. 이 대우주의 법칙에 순응하는 인간생활을 말한다. 그러나 이것은 말하기는 쉬워도, 지구상 거의 대부분의 인류는 극히 소수를 제외하고는 이 도에 순응하는 생활을 하는 사람이 거의 없다. 다시 말하면 도란 대우주와 소우주인 인간이 완전 합일할 수 있는 생활을 말한다. 이 수련이 천인(天人)합일에 도달하는 길을 가르쳐주는 길, 즉 도이다. 정신통일이니, 건강회복이니, 노화니 하는 등등은 이 우주와의 순응 과정에서 일어나는 결과이다.

따라서 우리의 수련은 역천(逆天)을 배제하고 순천(順天)에 몰두하는 일종의 도라고 말할 수 있다. 이것은 우리가 우뇌의 활성화에 이르는 과정에서 방사되는 슬로알파파(8~9헤르츠)와 대우주 우주파의 동조로 인간이 대우주의 제법칙과 조화를 이루는 데 도움을 준다. 그리고 피라미드 자세, 출장식호흡, 감수인의 삼위일체를 통한 집중력 강화, 자연치유력의 향상, 자율신경의 정상화, 스트레스의 해소, 잠재의식 벽(항암시벽)의 파괴, 우주심에 저장되어 있는 온갖 정보의 해방, 즉 창의력(인스피레이션)의 빈발로 인간 본연의 자세인 순천의 이치에 순응함으로써 대우주와의 합일을 용이하게 만든다. 이는 결과적으로 심신의 강화를 유도하고 무병장수를 이루게 한다.

나는 이 수련만 제대로 열심히 하면 만사가 모두 플러스 쪽으로 해결된다는 대원칙을 알았다. 때문에 나는 생활이나 건강 같은 나에 관한 일체의 문제가 순리에 의해 해결된다는 원리를 체득하였다. 이와 같은 의식적인 정신통일 상태에서는 어타 일체의 생각이 일어날 수 없다는 대원리도 터득하였다. 그것은 목적하는 일에 정신을 집중하면 다른 생각은 일어나지 못하기 때문이다. 우리 마음은 동시에 두 가지 이상의 생각을 할 수 없다. 다시 말해 필요에 따라 정신을 의식적으로 통일하는 방법만 습득하면 자연히 우리 소우주는 대우주와 합일하고, 따라서 일체의 행동과 생각은 순천의 이치에 순응하여 이루어진다는 것이다.

우주의 원리는 엔트로피의 증가에 따라 증가 일로로 진행한다. 이것이 에너지 효율 면에서 가장 경제적이기 때문이다. 그런데 우리 생리체는 오히려 복잡해서 질서화로 진행하려는 경향이 있다. 이것이 내가 주장하는 네겐트로피(역엔트로피)의 원리이다. 예를 들면 우리 뇌세포 조직만 해도 무질서에서 질서로 진행하려는 성질이 있다. 우리의 뇌파도 평상시의 베타파(30헤르츠)에서 알파파(10헤르츠) 쪽으로 진행하려는 성질이 있고 감마파(30~50헤르츠)→베타파로 진행하려는 경향이 있다. 그렇지 않다면 지구는 온통 정신병자로 꽉 찰 것 아닌가? 그러나 우리의 생리체가 역엔트로피 쪽으로 가려는 경향이 있다 해도 이것은 엔트로피 증대 원리에 역행한다. 즉, 인간이 여기에 대해 아무런 대책도 강구하지 않는다면 자연히 엔트로피 증대의 방향으로 흐를 것이다. 여기에 수련의 필요성이 있다.

끝으로 한마디! 이상에서 나는 정신력이 체력을 리드한다는 사실을 임상적으로 증명하였다. 그리고 2005년 4월, 한국 과학기술 최고의 학술기관인 대한민국 한림원에서 제4차 학술상을 받은 바 있다(87세). 이 또한 아무리 나이 많아도 학술활동을 할 수 있다는 산증거이다. 원로학자들이여! 인생의 결실은 노년에 있다. 희망을 잃지 말고 궐기하기 바란다.

2. 경산노사와 외국인 수련자들

당시 경산노사 밑에는 잊을 수 없는 몇 사람의 외국인 수도자들이 있었다. 미국청년 카슈나, 대학생이었던 낸시 양, 이스라엘에서 온 마루쿠타쿠, 그리고 필자 등이었다.

타루 씨는 러시아 태생으로 얼굴에 총알자국이 있었다. 러시아, 불가리아, 이스라엘에서 군복무를 하는 틈틈이 참선 수련하러 일본에 온 것이다. 오자마자 탁발승을 따라 함께 탁발을 돌아다닐 정도였다. 물론 일본에 온 지는 한참 되는 모양으로, 그동안 요코하마에서

교토로 가고, 여러 곳의 유명한 참선당을 차례로 방문, 이곳에 온 듯했다. "교토의 모 노사는 학자, 어디의 노사는 굿 액터(goot arctor)" 등 상당히 신랄한 평을 하고 있었다.

그는 경산노사 밑에서 몇 개월 열심히 불도와 참선 수련을 하는 동안 안정을 얻었다고 감사하고 있었다. 그가 일본을 떠날 때 나와 작별인사를 나눴다.

"어디로 가는가?"

"아직 어디에 정착할지는 모르겠다. 아무튼 이제는 인생에 대한 자신을 얻었다."

"당신은 일본에서 참선의 대가들을 많이 만나본 모양인데, 노사는 어떠한가?" 내 물음에 타루는 나를 물끄러미 쳐다보며, 즉시 그레이트맨(greatman)이라고 대답했다. 이것으로도 경산노사의 인품은 짐작이 갈 것이다. 다음 경산노사 어록 몇 가지.

"재미없는 이 세상을 재미있게 살아가는 것은 참선의 힘 때문이다."

"신앙의 고개 어느 쪽을 향해도 꽃밭길이로다."

"제하단전(臍下丹田)은 심신을 뭉쳐 한 덩어리로 만든 인간의 생명이 결집(結集)하는 장소이다. 이 단전을 단련하는 것은 참다운 생명으로 사는 인간 최고의 길이다."

"깨침은 바라지 않아도, 확신을 갖고 참선만 열심히 수련하면 인간 최대의 길이 열린다."

"인생의 일체 고(苦)의 원인은 집착이다. 이것을 없애려면, 오직 참선하는 것만이 주중(主中)의 주(主)다."

"심신을 바로잡음으로써 병이 낫는다. 노이로제가 낫는다. 의지

가 강해진다. 능률이 올라간다. 머리가 좋아진다. 전 인격이 향상한
다. 더욱 나아가면 깨침이 열린다. 대안심이 얻어진다. 이 세계의 길
이 열린다."

그리하여 만 5년간의 내 외도는 끝난 셈이다. 그때 내 나이 55세
였다. 실로 감개무량했다. 나는 그동안 일본에서 학문으로 배운 것보
다 더 많은 것을 참선에서 배웠음을 고백한다.

3. 생활참선 수련의 종착역
(1) 글리세린의 결정화
1750년경 유럽 지방에서 무색의 액체 글리세린이 추출되어 각종 의
약품, 화약 원료(니트로글리세린) 등에 많이 쓰여왔다. 그런데 글리
세린은 19세기 말까지 아무리 조작해도 절대 결정체가 되지 않아 그
사용에 많은 제한을 받았다. 그리하여 과학자들은 글리세린의 결정
화는 불가능한 것으로 체념하고 있었다.

그런데 20세기 초 오스트리아에서 런던까지 액체 글리세린을 화
물선으로 운반하던 중, 배가 심한 폭풍을 맞아 침몰직전에 겨우 빠져
나와 간신히 런던에 도착했다. 그런데 놀랍게도 그 액체 글리세린 중
한 통이 고체로 변하여 결정체가 되어버렸다. 이 사실이 알려지자 전
세계 화학자들은, 그 결정 글리세린을 얻으려고 광분했다. 그것은 그
글리세린 조직을 종자로 하여 고체 글리세린을 얻을 수 있기 때문이
다. 글리세린 수입업자는 약품으로 이용하기보다 결정종자로 사겠
다는 사람들 때문에 때 아닌 횡재를 하게 되었다. 200여 년간 체념하
고 있던 것이 현실로 나타나면서 연구실 내에 있는 모든 글리세린에

점차 퍼져나갔다. 이 사건으로 가장 큰 덕을 본 것은 아마도 노벨이 아닐까 생각한다.

그 후 이와 같은 초과학적인 현상은 무생물, 생물 구별 없이 자연계 모든 분야에서 일어난다는 사실이 밝혀졌으나, 그 과학적인 구명은 오늘날까지 이루어지지 않고 있다.

(2) 제 100번째 원숭이

1925년 일본 미야자키 현 가라시마(幸島)에 사는 원숭이들에게 과학자들이 고구마를 먹이로 주었다. 원숭이들은 고구마를 대단히 좋아하나, 모래가 묻은 것은 먹지 못했다. 그런데 어느 날 한 원숭이가 얕은 물에서 고구마를 물에 씻어 모래를 떨구고 먹는 방법을 알아냈다. 아마도 이 일은 원숭이들한테는 일종의 문화혁명에 필적하는 사건이었을 것이다. 이 사실은 먼저 자기 가족들한테 알려졌고, 그것은 다른 동료들에게 퍼져나갔다. 그리하여 많은 원숭이들이 식전에 고구마를 씻어 먹는 습관에 익숙해졌다. 그 습관은 다음다음으로 계속 퍼져나갔다. 그런데 여기서 기적이 일어났다. 1958년 가을, 제99번차례의 원숭이가 이 습관을 습득하고, 다음 100번째 원숭이가 이 방법을 습득한 순간, 그 무리에 있던 모든 원숭이들이 그날 중으로 누가 가르쳐주지 않았는데도 스스로 고구마를 물에 씻어 먹기 시작한 것이다. 그런데 이 이야기는 여기서 끝이 아니다. 더욱 놀라운 사실은 얼마 안 가 이 고구마 씻는 습관이 자연 발생적으로 바다를 건너 일본전국에 있는 원숭이 전체에 퍼져나간 것이다.

(3) 해설

영국 케임브리지 대학 교수인 셸드레이크 박사는 이와 같은 보이지 않는 장(場)을 '형태형성장(The Hypothesis of Formative Cansation)' 이라고 부르고 이 작용이 글리세린 결정뿐만 아니라 자연계에 존재하는 모든 형태에 관여하고 있다고 주장한다. 그리고 이 이론은 현재 많은 학자들에 의해 받아들여지고 있다.

때문에 글리세린이 어떤 순간에 결정체가 되는 것이나, 100번째 원숭이가 고구마 씻는 법을 습득한 순간에 일어난 현상이 모두 형태형성장의 발현으로 간주할 수 있다는 것이다. 예를 들면, 생물이 그 종에 고유한 형태를 발현하는 것도, 사람에게는 사람의, 쥐에게는 쥐의 형태형성장이 있다는 것이다. 그는 어떤 새로운 형태가 이 세상에 처음 출현하는 이유를 형태형성장으로 설명하려고 하지는 않았다. 창조는 별개 차원의 문제라는 것이다. 그런데 형태형성장은 어떤 순간에 발현한 신형태가 왜 반복이 일어나고, 그것은 반복하면 할수록 발현하기 쉬워지는가 하는 문제는 아직도 학자에 따라 의견이 다르지만 형태형성장의 존재에 대해서는 이견이 없다.

형태형성장에는 출발이 있다. 어떤 형태가 처음 나왔을 때, 그 형태형성장도 동시에 출현한다는 것이다. 이것을 글리세린의 예로 들어보자. 글리세린의 형태형성장은 수송 중의 액체 글리세린의 한 통에서, 어떤 순간에 최초의 결정화가 일어났을 때 탄생하였다. 이 형태형성장의 작용으로 제2, 제3의 결정이 발생하고, 그 영향력이 강화된다. 그리하여 계속하여 결정이 형성됨에 따라 그 '장'의 힘은 점점 강화되고, 액체 글리세린은 그 결정화가 더욱 쉽게 된다.

예를 들면 제1원숭이 또는 제1결정체가 탄생하였을 때 형태형성장의 파워는 그 힘이 제2, 제3으로 전파함에 따라 점점 강화된다. 그리하여 어느 한계 숫자(제100번째 원숭이 또는 글리세린 결정화에 성공한 순간)에 도달했을 때 어떤 임계점(臨界点) 파워에 도달한다. 그러면 마치 뇌관에서 불꽃이 접촉해 화약이 일시에 굉장한 에너지를 발산하는 것과 같은 현상이 형태형성장에 일어나고 그 힘은 우주의 공간으로 점차 확산되어가는 결과와 같다고 말할 수 있다. 이 형태형성장의 작용은 물리·화학작용과는 다르고 장은 시공을 초월하여 작용한다. 셸드레이크는 사물이 반복되는 동시에 그 힘은 축적되고, 그 영향력은 과거부터 현재, 미래에도 계승된다는 사실에서 이를 '형성적 인과작용' 이라 불렀다. 따라서 이 형태형성장은 무생물뿐만 아니라, 생물계를 포함한 자연계 전체에 존재 가능하다는 것이다.

이상과 같은 현상을 연구하는 학문을 생명론이라 부르는데, 그 선두주자는 셸드레이크 박사이다. 또 이와 유사한 현상을 총칭하여 탈과학(Post science) 또는 뉴 사이언스(New science)라고 부르고, 여기에는 포스트 라이프 사이언스(Post life science)를 비롯하여 탈 의식론(Post Psychology), 탈 물리학(Post Physics), 뉴 시스템 시어리(New System Theory) 등이 속한다. 이들 학문을 연구하는 학자들은 총칭하여 뉴 사이언티스트(New scientists)라고 부른다. 이중에는 우리가 잘 아는 저 유명한 타오 자연학의 카프라, 호론시스템 창설자 케스트라 등이 포함된다.

물질은 분자단계까지 가면, 생물과 무생물의 경계가 소실된다. 자연계에는 무수한 형태형성장이 있고, 이는 생물·무생물의 경계를 넘어 모든 존재에 영향을 미친다. 다만 우리가 이와 같은 현상을 지각하지 못하는 사이, 발현하고 진행한다. 글리세린의 경우, 어떤 순간에 어떤 작용에 의하여 결정이 발생하고, 또 다음다음으로 그 세력이 강화되면서 전파하는 것은(이것은 원숭이의 경우도 마찬가지이다) 과연 무슨 현상인가? 여기에 대해서는 앞에서 말한 바와 같이 갑론을박으로 아직 정론이 없다.

나 개인적으로는 다음과 같이 생각한다. 어떠한 현상이 처음 발현할 때 물질적인 문제(글리세린)든지 정신적인 문제(원숭이)든지 이것은 유전자의 돌연변이에 의하여 발현된다고 생각한다. 유전자의 ON, OFF는 누가 시키는지 알 수 없다. 그리고 그것의 전파가 시공을 초월하여 일어난다는 사실도 알 수 없다. 단지 그것의 전파가 시공을 초월하여 일어난다는 것은 3차원과 4차원 간의 작용이라고 생각한다. 마치 UFO가 몇백만 광년 거리에서 순식간에 지구로 오는 것과 같다. 그러나 이것도 수학상의 이론일 뿐, 실존의 증거가 없다. 아무튼 이와 같은 눈에 보이지 않는 현상은 실존계의 현상으로는 설명하기 어렵다. 과연 이 우주는 몇 개의 차원으로 구성되어 있는가? 수학적으로는 5차원까지 설명되지만 그것은 모두 허수가 포함된 복소수의 수학이므로 현실적인 우주 현상은 아니다. 결국 이것은 우리가 사는 3차원 세계와 가장 밀접한 4차원의 현상이라고 생각할 수밖에 없다. 그러나 앞서 언급한 바와 같이 첫째 원숭이나, 첫째 결정의 형성 과정은 원숭이나 글리세린 유전자의 ON에 의해 일어난다고 나는 생각한다. 결국 유전자 사회의 장난이다.

저 유명한 《뇌내혁명》의 저자 하루야마 박사는 최근 건강법의 유전공학적 진리에 입각한 유전종교까지 들고 나와 새로운 각도에서의 건강의학을 강조하기까지 했다. 아무튼 이 형태형성장과 같은 현상은 현재로서는 무조건 믿을 수밖에 없다는 사실을 안타깝게 생각한다.

그리고 또 한 가지, 형태형성장의 발현에는 아무 조건도 없는가? 글리세린은 어떤 상태에서도 ON 스위치만 누르면 발현하는가? 내가 조사한 모든 논문에는 여기에 대해 언급한 학자가 한 사람도 없다. 그러나 이것은 논하지 않으면 안 된다. 물이 100도에서 끓는다는 사실은 초등학생들의 답으로는 용납된다. 그러나 중학교 이상 학생들에게는 0점이다. 물이 100도에서 끓으려면, 기압이 1기압이라는 단서가 붙는다. 1기압 이외에는 아인슈타인이 끓여도 불가능하다. 벌써 3,000m만 올라가면 물이 100도 이하에서 끓는다는 사실은 삼척동자들도 알고 있지 않은가?

그렇다면 글리세린도 결정화되기 위해서는 어떤 온도의 제한 조건이 있을 것이다. 어떤 순간이 되었다 해도 끓는 글리세린은 결정이 불가능하다. 또 원숭이라고 해도, 과연 이 세상에 갓 태어난 새끼들까지 당장 물에 씻는 방법을 익히지는 못할 것이다. 거기에도 연령이나 기초 지능 등 기타 조건이 존재한다. 마찬가지로 생활참선에도 어떤 전제조건이 필요할 것이다.

나는 '형태형성 인과작용'을 생활참선에 응용하여, 유전자 ON 작용을 모든 회원, 모든 국민, 나아가서는 모든 인류에 하루빨리 적용할 수 없을까를 생각하고 있는 것이다. 원숭이의 경우는 제100번째 원숭이에 의해 고구마 씻는 방법이 그 섬의 원숭이들에게로, 다음 일본 전역에 사는 원숭이들에게로 전파되었다.

그런데 글리세린에서의 온도 범위, 원숭이들한테서의 어떤 연령 범위 같은 전제조건이 우리 생활참선의 경우에도 존재한다. 그 점에 대해 나는 다음과 같이 생각한다. 그것은 생활참선의 경우는 수련시의 변성의식 상태, 즉 알파파 강도와 그 지속시간의 장단에 관련된다는 것이다. 이 순간을 나는 '우주의식장'이라고 감히 명명한다.

이 순간에는 과연 어떤 유전자가 ON 상태인지 알 수 없으나 노화억제 유전자인 것만은 틀림없다. 그렇다면 이 전제조건의 객관적인 직립이 선결문제이다. 이것은 제일주자인 내가 해야 할 역할이다. 나는 이미 오래전부터 그 조건의 확립과 완화에 핵심을 두고 회원들을 지도하고 있다. 때문에 지도자의 역할은 실로 중차대하다.

이 조건 하에서만 우주의식장은 다음 주자에게 발현될 것이다. 그리하여 다음으로 힘이 전해지고 인근 각국의 생활참선 회원에게로 전파될 것이다. 그것은 이때가 되면 형태형성장 파워도 강화되어 유전자가 ON되는 조건이 상당히 완화되기 때문이다. 그러니 그때에는 지금 10년 걸리던 시간이 불과 2~3년의 수련으로 이루어질 것으로 생각한다.

과연 생활참선에서 이 어떤 숫자는 몇 명일까? 몇백 명일까? 몇천, 몇만 명일까? 지금으로서는 예측할 수 없다. 그러나 원숭이의 경우와 마찬가지로 꼭 그 한계수는 존재할 것이다. 이 수의 발현이야말로 우리 생활참선의 종착역이라고 생각한다. 그때부터 전제조건만 갖추어지면 더 이상 지금처럼 오랜 기간 노력하지 않아도 자연발생적으로 생활참선 수련자 수가 전 세계에 확산되어 나갈 것이 기대되기 때문이다.

여러분들은 내 이론이 너무나 논리의 비약이 아닌가 생각할는지 모르지만, 그렇지 않다. 우리는 이미 '집단의식' 차원에서 우리 각자의 의식이 현저하게 강화됨을 체험하고 있지 않은가? 나는 집단의식 현상이나 융의 집합무의식, 우주의식장도 이 형태형성장에 포함된다고 생각한다. 이런 사실은 종교단체나 정치단체의 현실에서도 많이 나타난다. 이념을 같이하는 어떤 종교단체나 정치단체가 처음에는 좀처럼 그 회원수가 증가하지 않지만, 어떤 임계수가 되면 기하급수적으로 증가하는 경우가 종종 있다는 사실을 우리는 체험하고 있다. 중국이 아무리 티베트 불교를 말살하려 해도 그것은 벌써 형태형성장의 힘이 너무 강하기 때문에, 그 정도의 수단으로써 기능의 약화는 불가능하다. 과거 청나라나 원나라가 오히려 한민족에 동화한 것 같은 사실도 같은 맥락이다. 이와 같은 고차원적 사실을 인식한 정치인이나 국민들은 그리 많지 않았을 것이다.

이는 생활참선의 경우도 예외가 아니다. 형태형성장의 축인 첫째 원숭이 역할은 이미 내가 하고 있다. 문제는 100번째 원숭이에 해당하는 임계수가 과연 몇 사람째일까 하는 것이다. 나는 앞으로 내 자신이 앞장서 우리도 하루속히 이 임계수에 도달할 수 있도록 모든 힘을 경주할 작정이다. 하늘의 가호가 있기를 기대하는 바이다.

4. 나의 철학, 나의 인생관, 나의 발자취

나는 어릴 때(9~11세) 서당 선생(박병욱)에게서 다음의 좌우명을 받고 항상 이것의 실천을 게을리 하지 않으면서 일생을 살아왔다.

진인사 대천명(盡人事 待天命)
최선을 다한 뒤 결과는 하늘에 맡겨라!
또, 인백기천(人百己千) 최치원(崔致遠) 선생 글
남이 100번 할 때 나는 1,000번 한다!

어쩌면 오늘날 내가 이만큼이라도 존재하는 것은 이상의 좌우명을 안고 살아온 결과라고도 생각할 수도 있겠다.

내 고향 경성군(鏡城郡)은 함북(咸北) 중앙부 동쪽에 자리 잡고 있다. 경성군 서북부에는 '한국의 알프스'라고도 불리는 소장백산(小長白山), 일명 함경산맥이 있다. 연봉(連峯)이 동서로 뻗어 있고, 그 연봉의 최고봉은 관모봉(冠帽峯, 2,541m)으로 백두산보다 203m 낮은 한국 제2의 고봉(高峯)이다. 관모봉의 정상은 항상 만년설로 덮여 있고 여름철에도 그 백운봉(白雲峯)을 우리 고장에서도 쳐다볼 수 있었다. 때문에 그 산맥들을 설령(雪嶺)이라고 불러왔다. 이 설령 동남 끝이 우리 집 선산인 갑자산(甲子山)이고, 그 기슭 밑이 내가 태어난 주남면(朱南面) 용암리(龍岩里)다.

그곳은 우리나라에서 제일 먼저 아침햇살을 받는 곳이라 알려져 있으며, 그 때문에 용암리 일대를 '새이련(여진어로 '햇살'이란 뜻)'이라 부르기도 한다. 실로 천년송(千年松)이 땅 위에 엎드려 있고, 다산식물이 밀생한 도원경이다. 선산 갑자산은 함경도에서도 이름난 명산으로, 일본이 합병 이후 그 산봉우리에 수백 개의 철봉을 박아 산기(山氣)를 꺾어놓았다(큰 인물의 출현을 겁낸 것이다 - 해방 후 김일성이 이들 철봉을 모두 뽑아버렸다고 한다). 그래서 그 산봉우리를 '즈룽봉(잘렸다는 뜻)'이라고 불렀다. 나는 그 산기를 타고났다 하여 아명(兒名)을 갑자산이 응하였다고 '응갑(應甲)'이라 이름지었다. 이것은 내 조부의 태몽에 따른 것이다. 나는 기미년 3월 21일 생으로, 이 산에 철봉을 박을 당시에는, 이미 이 세상에 태어났고, 우리 아버지는 기미독립만세를 고향에서 외치고 있을 때였다(연통제 사건, 애국지사 제344호). 이 응갑이라는 이름은 창씨개명과 동시에 사라졌고, 지금은 얼마 전부터 명함 옆에 병기하여 당시의 기억을 되살리고 있을 따름이다.

나는 그곳 서당에서 2년간 한문을 배웠고, 3·4학년은 그곳에서 약 20리 거리에 있는 사립 삼향학교에서 맞았다. 그 당시 삼향학교 교장은 선친인 박대욱(朴大郁)이었다. 삼향학교는 4학년제이므로, 하는 수 없이 다시 약 30리 떨어진 곳에 있는 주남공립보통학교로 전학했다. 그런데 테스트 결과 일본어(그 당시는 국어)를 잘 못한다고 하여 열세 살인데도 불구하고 3학년에 배정되었다. 억울했지만 하는 수 없었다. 학교가 멀리 있어 비 오는 날, 추운 날은 자연히 결석했다. 비 오는 날은 강에 다리가 없어 갈 수 없고, 추운 날은 눈보라 등으로 어린 나이에 견딜 수가 없었다(당시 그곳 겨울 평균 온도는 영하20℃ 이하이다). 하지만 나는 내 재능을 믿고 안심하였다(나는 언제부터인가 이 세상에서 내가 제일이고, 언제나 내가 일등을 해야 된다는 망상에 붙잡혀 있었다).

그해에 나는 3·4학년 과목을 함께 해치우고 다음 해 5학년에 월반했다. 5·6학년은 전 과목 만점으로 내가 일등을 하였고, 도지사상도 받았다. 졸업과 동시에 공립 경성(鏡城)고등학교에 진학했다. 그해는 유난히 경쟁률이 심해 어주삼면(어랑, 주남, 주북)에서 유일하게 나만 경성고보에 합격했다. 내 재능이 고향에 알려지기 시작한 것은 이것이 처음이다.

당시는 우리 한국에도 문화운동이 한창 유행하고 고등보통학교의 학생은 그 문화운동체의 핵심역할을 하였다. 즉, 문화인이란 적어도 각자의 인생관과 철학이 뚜렷해야 한다고 믿었다. 그 선두주자들이 경성고보 4·5학년 학생들이었다. 그때 그들의 가방 안에는 항상 철학에 관한 서적이 한두 권 없으면 행사하지 못할 때였다. 그때의 유행어 가운데 '데칸쇼'라는 말이 인기가 있었다. 당시의 대철학자 데카르트, 칸트, 쇼펜하우어를 지칭하는 말이다. 당연히 이들 책이 불티나게 팔렸다. 그러자 누군가가 책 없는 커버만을 팔기 시작했다. 그런데 어찌된 셈인지 그 책 커버가 날개 돋치게 팔려나갔다. 알고 보니 그 커버 속에는 도시락이 들어 있었다. 그래도 내용을 모르는 사람들은 그들의 꾀에 넘어가 가짜가 판을 치기도 했다. 특히 여학생 앞에서는 그 가짜 철학책 커버가 대인기였으니 실로 꼴불견이 아닐 수 없다. 그때부터 가짜 아닌 진짜들 사이에는 각자의 인생관이나 철학의 확립이 화제가 되었다. 나는 별로 생각할 필요도 없이 평소 지론(持論)인 '일등주의'로 하기로 결정했다. 머릿속에는 항상 일등주의가 당연한 것으로 도사리고 있었다.

I always had to be No, 1.

그리고 거기에 다음 구절을 첨가했다.

No pain No gain(아픔이 없이는 얻는 것이 없다).

이것은 중학교 때 읽은 《플루타크 영웅전》에서 인용한 말이다. 4학년 2학기 때였다.

그러나 경성고보에 입학하면서 그 신화는 깨졌다. 나는 주요학과는 거의 만점에 가까웠으나, 그때 처음 배우기 시작한 지리, 역사, 특히 미술, 습자(서예), 체육은 질색이었다. 아예 그런 과목은 시험 때 이름 석 자만 써냈다. 그 때문에 여기서는 내 일등주의는 깨졌다. 그 대신 나는 3학년까지 독학으로 4~5학년 학과를 마쳤다. 그래서 4~5학년 수업 때에는 조수 행사를 했다. 당시에는 월반제도가 없었기 때문이다.

여기서 특기할 것은 이 같은 부전공 학과들 중에서 음악만 내 흥미를 끌었다는 사실이다. 그래서 바로 음악부에 가입했다. 음악부는 이름뿐이지 내막은 브라스밴드였다. 이들 중 제일 중요한 악기는 무엇인지 음악부장인 선배에게 물었더니, 그는 한마디로 트럼펫이라고 대답했다. 나는 속으로 생각했다. 그렇다면 왕자인 트럼펫을 마스터해야겠다고, 그래서 방과 후 음악실에서 늦게까지 연습한 결과 누구보다도 트럼펫을 잘 불었다.

대규모가 아니고서는 브라스밴드에 지휘자가 없었다. 제일 선두에 있는 트럼펫이 지휘자 역할을 한다. 그래서 3학년부터는 내가 실질적인 밴드부장이나 다름없었다. 결국 내가 음악부를 장악한 것이며, 이로 인해 나는 이때부터 대학까지 교련시간이면 나팔수를 했다.

강당 한쪽에 피아노가 있었다. 나는 그때 피아노를 처음 보았다. 그래서 몰래 방과 후 피아노 연습을 홀로 했다. 하루는 무아지경이 되어 피아노 연습을 하고 있는데, 누군가 어깨를 툭툭 쳤다. 다름 아닌 '이시바시(石橋)' 음악선생이었다. 나는 깜짝 놀라 어쩔 줄을 몰랐다. 그런데 선생님은 나를 데리고 교무실에 갔다. 나는 틀림없이 크게 벌 받을 줄 알았는데, 오히려 교가 악보며 기타 군대행진곡 등 악보를 주며 "내가 허락할 터이니 안심하고 피아노연습을 하라"고 했다. 그래서 2학년 2학기부터는 경축일 등 교가 부를 때는 피아노 반주를 내가 했다. 그것은 경성고보 졸업식 때까지 계속되었다. 덕분에 나는 전문학교에서도, 또 대학에서도 일본 학생을 제치고 음악부장에 선출됐다. 그러나 자기 악기가 없기 때문에 하는 수 없이 항상 지휘를 맡았다. 나는 다음 생에 태어난다면 음악가가 될 것이다.

내 인생관 확립과 동시에 경성고보에서도 일등을 해야 된다고 결심했다. 다행히 5학년이 되면서 취직 클래스(A반)와 상급학교 진학 클래스(B반)로 분리되면서 사정이 달라졌다. B반에서는 내가 싫어하는 과목이 한 과목도 없었기 때문이다. 그래서 나는 상급학교 시험 모의고사에서는 항상 톱을 했다. 나는 원래 졸업 후 서울 경성(京城) 사범 연수과로 갈 작정이었다. 연수과를 졸업하면 초등학교 선생이 된다. 그런데 내 자존심이 허락지 않았다. 게다가 나를 좋아하는 선생님들(수학, 과학 등)이 허락하지 않았다. 일등생이 초등학교 선생이라니, 말도 안 된다는 것이었다. 그래서 입학 후는 어찌 되겠지 생각하고 아버지 허락도 없이 선생님들이 추천하는 관립 경성고등공업학교 광산과에 원서를 냈다. 그리고 1939년 3월 입학했다. 그해 광산과는 경성광산전문학교로 독립했기 때문에 졸업은 광전으로 했다. 다행히 김연준 선배(경성고보-전 한양대학 총장)가 문화학원을 서울에서 운영하고 있었으므로 나는 그곳 시간 강사로 무난히 광전을 마칠 수 있었다.

우리 과(야금과-서울공대 금속공학과 전신)는 일본인 20명과 한국인 10명으로 구성됐다. 일제 때에는 한국 사람은 아무리 공부를 잘해도 한국 내에서는 1·2등을 주지 않는다. 나는 일인들 다음가는 성적이었다. 내 재능을 인정한 교수나 친지들은 내가 다시 대학에 진학하기를 권고했다. 일본에서 대학 중의 왕자는 제국(帝國)대학이다. 그중에서도 도쿄, 교토, 도호쿠 대학이 왕중왕이었다. 나는 담당교수와 상담했다. 담당교수는 나를 잘 알기 때문에 내 실력이라면 제국대학도 입학이 가능하다고 말하면서, 이왕이면 도호쿠 제국대학 금속공학과로 가라고 했다. 그곳에는 세계적으로 유명한 강철왕 혼다광태랑 교수가 있다는 것이었다. 나는 다짜고짜 도호쿠 제국대학 공학부 금속공학과에 원서를 제출하고 많은 경쟁자를 물리치고 합격했다. 물론 외국인은 나 혼자였다. 정원은 20명인 금속공학과에서 1학년 1학기부터 졸업할 때까지 톱은 항상 나였다.

내가 대학에서 일등한 것은 전문학교 때와 달리 교련도 A학점이었기 때문이다. 나는 나팔수였고 총검술 초단이었기에 총검술은 내가 조교였다. 그 때문에 나는 우리 반 학생들의 우대를 받으면서 학교를 다녔다. 그리고 특기할 것은 3학년 때 검도부 주장(3단)을 해 도호쿠 대학 창립 이래 처음으로 제2고등학교(현재 도호쿠 대학교 교양학부)를 꺾고 우승했다. 그리고 문과생들이 모두 군대 간 덕분에 조선인인 내가 대학 전체 문화부장을 맡았고, 도호쿠 제국대학 교향악단을 지휘하기도 했다(슈베르트의 〈미완성교향곡〉, 오펜바흐의 〈천국과 지옥〉, 로시니의 〈세비야의 이발사〉 등). 그러니 나는 대학 졸업할 때 학업, 음악, 무술(검도)까지 3관왕을 차지한 셈이다. 나는 1945년 9월에 대학을 졸업했다.

인백기천(人百己千), 내 일생은 참말로 이 좌우명의 실천에서 이루어졌다. 나는 이제까지 이 글을 실로 수천만 번 외우며 살아왔다는 사실을 고백하는 바이다. 진인사 대천명(盡人事 待天命, Each man for himself and God for us all. Heaven helps those who helps themselves.)

참고로 해방후 좌우명을 올린다.

공선후사(公先後私). 모사재인, 성사재천(謀事在人, 成事在天). 정신일도 하사불성(精神一到 何事不成)

|에필로그| 생활참선이 우뇌 발달에 미치는 영향

　우리 인간에게 참선은 무엇 때문에 필요한가? 거기에는 물론 여러 가지 목적이 있겠으나 과학적으로 말한다면 "우뇌를 강화시키기 때문이다"라고 나는 확신한다. 그것은 무슨 이유에서인가? 사람이 건강을 유지하고 기쁨을 느끼며, 행복하고 사람다운 생애를 살아가기 위해서는 우뇌 우세의 인간이 되지 않으면 안 되기 때문이다. 그렇기에 먼저 우뇌를 강화시켜야 한다. 참선과 같은 명상 수련이 우뇌 강화에 가장 효과적이라는 사실은 과학적으로 증명되고 있다.

　그렇다면 우뇌 강화가 무엇 때문에 우리에게 행복과 기쁨을 가져다주며 더욱이 성인병을 예방할 뿐 아니라 건강과 장수를 제공해주고 여유 있는 인생을 살아가는 데 결정적인 역할을 하는 것인가? 우리 인간의 노화는 심신을 막론하고 뇌세포의 퇴화에 원인을 두고 있다. 이것은 정신의학자, 뇌 생리학자들이 모두 인정하는 바이다. 우뇌적 인간의 뇌세포는 파괴속도가 느리다. 의학자들의 말에 따르면 우리의 뇌세포는 대체로 1,400~1,500억 개가 있으며, 이것은 청소년기에 완성되고 25세 전후부터 매일 10만 개 정도씩 죽어간다고 한다. 그런데 이 뇌세포는 여느 세포와 달리 한번 죽은 것은 다시 보충되지 않는다. 또 파괴속도도 뇌의 단련을 게을리 하면 나이와 더불어 급속도로 증대해간다는 것이다. 50대, 60대, 70대가 될수록 매일 죽어가는 뇌세포의 수는 20만, 30만과 같이 증가한다는 것이다.

그런데 우리 인간이 우뇌적인 생활을 할 때에는 이 뇌세포의 파괴속도가 상당히 느리든가 또는 억제된다고 한다. 이러한 사람은 결론적으로 노화가 억제되고 따라서 건강과 장수를 누릴 수 있다.

우리의 뇌는 우뇌와 좌뇌로 분리된다. 그리고 그것들은 뇌량으로 연결되어 있다. 좌뇌는 분석적·계산적 기능을 가지고, 또 말로 표현하는 작용을 담당하고 있다. 우뇌는 주로 사랑과 기쁨을 느끼고, 음악과 미술을 인지하며, '이미지'로 생각하는 기능을 가지고 있다. 직감이나 직관과 같은 소위 영감에 속하는 분야도 이 우뇌의 역할이다.

지금 만일 좌뇌가 빈 사람은 어떻게 되겠는가? 그 사람은 논리적·분석적으로 생각할 수 없고, 다만 느낌밖에 모르는 사람이 되어버린다. 마음속에 느끼는 감동을 말로 표현하지 못한다. 한편 우뇌가 빈 사람은 어떻게 되는가? 그 사람은 일상생활은 가능하나 멋이 없고 단조하며, 계산은 빠르나 감정이 없고 아무리 좋은 음악을 듣거나 좋은 경치를 보아도 아무 감흥이 없다. 사람을 사랑할 줄도 모르고, 이성관계 역시 동물적이고 계산적이다. 실로 돈벌이에는 능할지 모르나 무미건조한 사람이 되어버린다. 그렇다면 우리에게 바람직한 인간상은 어느 편이어야 할까?

사고나 뇌종양 등으로 인해 한쪽 뇌를 잘라버린 경우가 아니라면 일반적으로 우뇌뿐인, 또는 좌뇌뿐인 사람은 없다. 양뇌는 항상 서로가 정보를 교환하며 우리의 사고와 행동을 컨트롤한다. 다만 뇌세포의 감소속도는 좌뇌 우세보다, 우뇌 우세의 인간이 느리다는 것이다.

1984년 봄 《뉴욕타임스》가 과학특집으로 '뇌의 노화'를 실어 미국민들을 놀라게 한 바 있다. 그 골자를 말하면, 뇌의 기능은 해마다 약화되지만, 우뇌의 기능은 연령과 관계없다는 것이다. 따라서 노화를 방지하기 위해서는 우뇌를 활성화해야 한다는 이야기다.

인간은 원래 우뇌가 보다 발달하도록 태어났다. 그것이 물질문명이 발달하면서 분석적·계산적이 되고, 돈벌이에만 급급하다 보니 점점 좌뇌가 발달해가는 것이다. 그런데 놀라운 사실은 좌뇌의 발달은 우뇌의 발달을 억제하고 도리어 우뇌세포의 소멸속도를 촉진시킨다는 것이다. 따라서 우뇌세포는 좌뇌세포보다 월등 감소하고 마치 우뇌가 없는 것 같은 좌뇌 우세의 인간이 되어버린다는 것이다.

이전까지 이 뇌세포는 한 번 죽으면 재생이 불가능하다고 생각되어왔으나, 이 뇌세포도 경우에 따라서는 재생이 가능하다고 한다. 또 비록 재생을 못 시킨다 해도 적어도 소멸속도를 훨씬 느리게 할 수 있다는 것이다. 이 뇌세포의 재생에 필요한 호르몬을 신경재생 호르몬이라 부르고, 그중 가장 강력한 호르몬이 '베타엔도르핀'이라는 호르몬이다. 사랑이나 즐거움, 희망과 같은 낙관적인 감정이 가슴에 넘쳐흐를 때에는 '엔도르핀'을 위시하여 여러 가지 종류의 신경

재생 호르몬이 생산되어 뇌세포 파괴를 방지하고 건강을 증진한다는 사실은 미국 스탠퍼드 의과대학 정신과 교수들에 의해 밝혀졌다.

한편 인간은 스트레스가 겹치면 뇌로부터 아드레날린이라는 호르몬이 분비된다. 이 아드레날린의 분비는 부신피질 호르몬, 즉 코르티손 호르몬의 분비를 촉진시킨다. 그런데 이 코르티손 호르몬이 많이 분비되면, 뇌세포가 파괴된다는 놀라운 사실이 최근 밝혀져 뇌생리학계에 커다란 충격을 주고 있다.

그렇다면 이 스트레스야말로 우리의 뇌를 파괴시키는 데 주동적인 역할을 하는 또 하나의 커다란 인자라고 말할 수 있다. '명상' 이 스트레스 해소에 가장 효과적인 수련법이라는 것은 많은 학자들이 인정하는 바이다. 우리는 명상을 통해 마음이 점점 가라앉고, 의식이 점차 심층의식에 들어감에 따라 자신도 모르는 사이에 스트레스가 해소되고 감사한 마음이 솟아오름을 느낄 수 있다. 그리고 최근에 발표한 연구에 의하면 우리 인간의 건강과 장수에 가장 중요한 인자인 질병(주로 성인병)의 완전 치유는 우뇌의 상태에 의해 좌우된다는 사실이다. 즉, 우리 생리체의 가장 중요한 역할인 자연회복력(호메오스타지스)은 뇌의 알파 상태에서만 작용한다는 사실이다. 이 때문에 병의 완전치유를 위해서는 남녀노소를 막론하고 가급적이면 뇌의 알파 우세의 생활이 요망된다.

이와 같은 상태에서는 엔도르핀이 가장 왕성하게 뇌에서 분비된다는 사실도 알려졌다. 이것이 결과적으로 뇌세포의 파괴를 방지하고 노화방지에 기여할 것은 당연한 사실이다. 때문에 뇌세포의 활동을 억제하고 심신을 단련한다는 것은 결국 엔도르핀 호르몬 분비를 촉진시키는 일이고, 이는 우리의 우뇌를 강화하여 준다는 사실이 알려졌다. 이로써 참선 수련의 목적은 과학적으로 볼 때 '우뇌 강화에 있다' 라고 한 진의가 납득되었을 것으로 믿는다.

이상은 우뇌 계발에 대한 단기 처방이다. 그렇다면 여기에 대한 장기 처방은 없는가? 있다! 확실히 있다. 뇌 생리학적 연구에 의하면 우뇌 계발에는 음악, 미술 등 예술방면 교육이 가장 효율적이라고 한다. 이것은 아인슈타인 박사를 비롯한 거의 대부분의 뛰어난 과학자들이 그림이나 음악방면에서도 일가견을 이룬 대가들이란 사실로도 입증된다. 그렇다 하여 내가 여기서 우리나라 청소년들 교육의 대부분을 예술 훈련에 할당하라는 주장은 아니다.

그런데 다행하게도 우리가 고래로 쓰고 있는 한자는 입체적이고 공간적이며 정서적이다. 즉, 예술적이다. 때문에 우리 한글에 한자 병용이야말로 좌뇌 일변도로 기울어진 우리나라 청소년들의 우뇌를 회복할 수 있는 장기 대책이라고 나는 확신한다.

우리나라 청소년들을 좌뇌 우세로 끌고 간 가장 큰 원인 중 하나는 한글전용이다. 한글은 서양문자인 알파벳과 마찬가지로 표음문자이다. 즉, 직선적이고 다지털적이다. 때문에 한글은 우리의 뇌를 좌뇌 우세로 유도한다. 여기에 반해 한자는 병렬적이고 아날로그적이다. 따라서 한자는 우리의 뇌를 우뇌적으로 강하게 유도한다. 그렇다고 한글 사용만이 좌뇌 발달의 원흉은 아니다. 우리나라 교육제도 또한 여기에 한몫 한다. 해방 후 무비판적으로 도입한 암기식, OX식 교육이 또한 좌뇌 발달에 크게 영향을 끼친 것도 사실이다.

일본인들도 해방 후 우리와 같은 OX식 교육제도를 도입하여 현재에 이르고 있다. 그러나 그들은 해방 전에 이어 계속 가타카나와 한자를 병용하면서 오늘에 이르고 있다. 나는 일본인들이 모두 우리보다 우뇌적이라고 주장하는 것이 아니다. 그러나 많은 면에서 우리보다 우뇌적이거나, 적어도 좌·우뇌가 균형적이라고 믿는다.

앞으로 다가오는 21세기는 그냥 오늘날과 같이 통계나 분석, 혹은 경험만으로의 운영 방법으로는 살아남기 힘들다. 여기에는 많은 면에서 창의력이 필요하다. 물론 우뇌 발달만으로도 절름발이다. 어디까지나 좌·우뇌의 균형이 필요하다. 그러나 오늘날의 우리 사회와 같이 극단적인 좌뇌 편중 현실에서는 비상처방이 필요할지도 모른다. 그런 의미에서 볼 때 최근 우리나라에서 채택되고 있는 춤의 해, 음악의 해, 문학의 해 등은 이와 같은 좌뇌 편중을 억제하는 특효약이 될 수도 있다. 또 늦은 감이 있지만 최근 각 대학에서의 입시 문제에 논술과목 채택은 환영할 일이다. 논술은 우뇌와 좌뇌, 공동의 산물이기 때문이다. 이것만은 컴퓨터로 해결할 문제가 아니다.

그러니 이제라도 늦지 않다. 한글에 한자를 병용하자! 이것은 또한 한문 우세인 동양문화권에 동조하기 위해서도 필요하다.

배꼽 호흡 건강 혁명

초판 1쇄 펴낸날 | 2006년 10월 25일
초판 11쇄 펴낸날 | 2025년 10월 2일

지은이 | 박희선
펴낸이 | 김준성
펴낸곳 | 책세상

주소 | 서울시 마포구 월드컵로23길 38, 2층(04011)
전화 | 02-704-1251(영업부) 02-3273-1333(편집부)
팩스 | 02-719-1258
이메일 | bkworld11@gmail.com
홈페이지 | chaeksesang.com
등록 1975. 5. 21 제1-517호

ISBN 978-89-7013-594-6 03510

* 이 도서의 국립중앙도서관 출판시도서목록(CIP)은 서지정보유통지원시스템 홈페이지
(http://seoji.nl.go.kr)와 국가자료공동목록시스템(http://www.nl.go.kr/kolisnet)에서
이용하실 수 있습니다. (CIP제어번호: CIP2015027755)

–